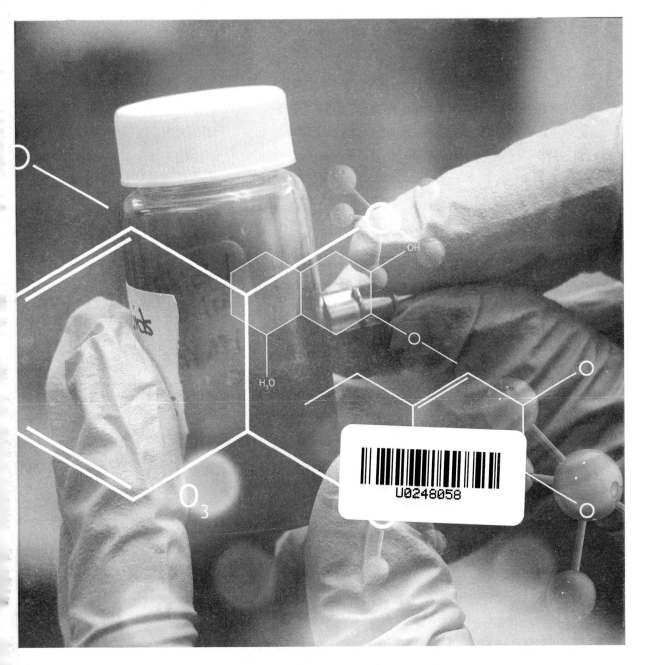

临床外科诊疗学

LIN CHUANG WAI KE ZHEN LIAO XUE

贾天金　崔彦儒　蔚　鹏 主编

江西科学技术出版社

图书在版编目（CIP）数据

临床外科诊疗学 / 贾天金, 崔彦儒, 蔚鹏主编. ——
南昌：江西科学技术出版社, 2019.3（2023.7重印）
　　ISBN 978-7-5390-6802-2
　　Ⅰ.①临… Ⅱ.①贾… ②崔… ③蔚… Ⅲ.①外科 –
疾病 – 诊疗 Ⅳ.①R6
　　中国版本图书馆CIP数据核字（2019）第092478号

国际互联网（Internet）地址：
http://www.jxkjcbs.com
选题序号：**ZK2019004**
图书代码：**B19053－102**

临床外科诊疗学　　　　　　　　　　　贾天金　崔彦儒　蔚鹏　主编

出版 发行	江西科学技术出版社
社址	南昌市蓼洲街2号附1号
	邮编：330009　电话：（0791）86623491　86639342（传真）
印刷	永清县晔盛亚胶印有限公司
经销	各地新华书店
开本	787 mm × 1092 mm　1/16
字数	135千字
印张	8
版次	2019年3月第1版　2023年7月第2次印刷
书号	ISBN 978-7-5390-6802-2
定价	42.00元

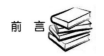

前　言

　　外科学是医学科学的一个重要组成部分,它的范畴是在整个医学的历史发展中形成,并且不断更新变化的。在古代,外科学的范畴仅仅限于一些体表的疾病和外伤;但随着医学科学的发展,对人体各系统、各器官的疾病在病因和病理方面获得了比较明确的认识,加之诊断方法和手术技术不断地改进,现代外科学的范畴已经包括许多内部的疾病。

　　本书分外科学基础,普外科疾病,新生儿外科,神经外科,心胸外科,耳、鼻外科以及整形外科部分,是一部面向21世纪的临床外科学巨著,内容翔实丰富,观点新颖,结构严谨,论述全面系统,突出介绍了现代外科学新知识、新理论、新技术及新方法,符合当前实际工作的需要,具有学术和应用双重价值。除介绍基础临床外科理论外,还针对临床上遇到的各种情况给予了科学、权威的指导。

　　由于本书包罗内容较多,涉及知识较烦琐,编写人员较多,各章节内容的格式、深度和广度可能并不一致,且谬误无可避免,敬请广大读者批评指正。

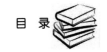

目　录

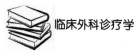

1　外科学基础

1.1　外科学基础

外科学是医学科学的一个重要组成部分,它的范畴是在整个医学的历史发展中形成,并且不断更新变化的。在古代,外科学的范畴仅仅限于一些体表的疾病和外伤;但随着医学科学的发展,对人体各系统、各器官的疾病在病因和病理方面获得了比较明确的认识,加之诊断方法和手术技术不断地改进,现代外科学的范畴已经包括许多内部的疾病。

1.1.1　历史研究

早在古埃及出土的木乃伊,就可以发现头颅的手术痕迹。而早在2000多年前的中国,也就已经从战争、生产和生活的实践中总结出一些外科的实践经验。现代外科学开创于19世纪末,起先经常由受过培训的理发师代理执行手术——即所谓的"医疗理发师",因此在今天的许多英联邦国家外科医师被称呼为"先生"而不是"医生"。在20世纪初,随着消毒、麻醉、止血、输血等技术的产生和进步,现代外科学得以逐渐深化及完善。现代外科学奠基于是19世纪40年代,先后解决了手术疼痛、伤口感染和止血、输血等问题。

手术疼痛曾是妨碍外科发展的重要因素之一。1846年美国Morton首先采用了乙醚作为全身麻醉剂,并协助Warren用乙醚麻醉施行了很多大手术。自此,乙醚麻醉就被普遍地应用于外科。1892年德国Schleich首先倡用可卡因作局部浸润麻醉,但由于其毒性高,不久即由普鲁卡因所代替,至今普鲁卡因仍为安全有效的局部麻醉药。

伤口"化脓"是100余年前外科医生所面临的最大困难问题之一,其时,截肢后的死亡率竟高达40%~50%。1846年匈牙利Semmelweis首先提出在检查产妇前用漂白粉水将手洗净,遂使他所治疗的产妇死亡率自10%降至1%,这是抗菌技术的开端。1867年英国Lister采用石炭酸溶液冲洗手术器械,并用石炭酸溶液浸湿的纱布覆盖伤

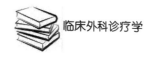

口,使他所施行的截肢手术的死亡率自40%降至15%,从而奠定了抗菌术的基本原则。1877年德国Bergmann对15例膝关节穿透性损伤伤员,仅进行伤口周围的清洁和消毒后即加以包扎,有12例痊愈并保全了下肢,他认为,不能将所有的伤口都视为感染的,而不让伤口再被玷污更为重要。在这个基础上他采用了蒸气灭菌,并研究了布单、敷料、手术器械等的灭菌措施,在现代外科学中建立了无菌术。1889年德国Furbringer提出了手臂消毒法,1890年美国Halsted倡议戴橡皮手套,这样就使无菌术臻于完善。手术出血也曾是妨碍外科发展的另一重要因素。1872年英国Wells介绍止血钳,1873年德国Esmarch在截肢时倡用止血带,他们是解决手术出血的创始者。1901年美国Landsteiner发现血型,从此可用输血来补偿手术时的失血。初期采用直接输血法,但操作复杂,输血量不易控制;1915年德国Lewisohn提出了混加枸橼酸钠溶液,使血不凝固的间接输血法,以后又有血库的建立,才使输血简便易行。

1929年英国Fleming发现了青霉素,1935年德国Domagk倡用百浪多息(磺胺类药),此后各国研制出一系列抗菌药物,为外科学的发展开辟了一个新时代。再加以麻醉术的不断改进,输血和补液的日益受到重视,这样就进一步扩大了外科手术的范围,并增加了手术的安全性。20世纪50年代初期,低温麻醉和体外循环的研究成功,为心脏直视手术开辟了发展道路。20世纪60年代开始,由于显微外科技术的进展,推动了创伤、整形和移植外科的前进。20世纪70年代以来,各种纤维光束内窥镜的出现,加之影像医学的迅速发展(从B型超声、CT、MRI、DSA到SPECT、PET)大大提高了外科疾病的诊治水平;特别是介入放射学的开展,应用显微导管进行超选择性血管插管,不但将诊断,同时也将治疗深入到病变的内部结构。此外,生物工程技术对医学正在起着更新的影响,而医学分子生物学的进展,特别对癌基因的研究,已深入到外科领域中。毫无疑问,外科学终将出现多方面的巨大变化。随着现代外科学在广度和深度方面的迅速发展,一个外科医生已不可能掌握外科学的全部知识和技能;为了继续提高水平,就必须有所分工。因此,外科要进一步分为若干专科;有的按人体的部位,如腹部外科、胸心外科;有的按人体的系统,如骨科、泌尿外科、脑神经外科、血管外科;有的是按病人年龄的特点,如小儿科、老年外科,有的是按手术的方式,如整复外科、显微外科、移植外科;还有的是按疾病的性质,如肿瘤外科、急症外科等。特别是由于手术范围的日益发展,对麻醉的要求不断提高,就需要有麻醉专业;建立监护病房,也是为了达到同一目的。

外科经常处理的问题包含了创伤、各种胸腹部急症、先天/后天性畸形、恶性肿瘤、器官移植等,在临床应用上和麻醉学、特级护理学、病理学、放射学、肿瘤学等其他医学专科工作关系极其密切。随着药物、早期诊断技术与其他医疗科技（比如介入放射学）的发达，许多疾病的治疗都转变为非外科治疗为主，然而外科手术仍然是这些治疗无效或产生并发症不可或缺的后线支持，而外科微创手术（内窥镜手术）的领域也在蓬勃发展。

1.1.2　疾病分类

1.1.2.1　损伤

由暴力或其他致伤因子引起的人体组织破坏，例如内脏破裂、骨折、烧伤等，多需要手术或其他外科处理，以修复组织和恢复功能。

1.1.2.2　感染

致病的微生物或寄生虫侵袭人体，导致组织、器官的损害、破坏、发生坏死和脓肿，这类局限的感染病灶适宜于手术治疗，例如坏疽阑尾的切除、肝脓肿的切开引流等。

1.1.2.3　肿瘤

绝大多数的肿瘤需要手术处理。良性肿瘤切除有良好的疗效；对恶性肿瘤，手术能达到根治、延长生存时间或者缓解症状的效果。

1.1.2.4　畸形

先天性畸形，例如唇裂腭裂、先天性心脏病、肛管直肠闭锁等，均需施行手术治疗。后天性畸形，例如烧伤后瘢痕挛缩，也多需手术整复，以恢复功能和改善外观。

1.1.2.5　其他性质的疾病

常见的有器官梗阻如肠梗阻、尿路梗阻等；血液循环障碍如下肢静脉曲张、门静脉高压症等；结石形成如胆石症、尿路结石等；内分泌功能失常如甲状腺功能亢进症等，也常需术治疗予以纠正。

现代外科学，不但包括上列疾病的诊断、预防以及治疗的知识和技能，而且还要研究疾病的发生和发展规律。为此，现代外科学必然要涉及实验以及自然科学基础。

外科学与内科学的范畴是相对的。如上所述，外科一般以需要手术或手法为主要疗法的疾病为对象，而内科一般以应用药物为主要疗法的疾病为对象。然而，外科疾病也不是都需要手术的，而常是在一定的发展阶段才需要手术，例如化脓性感染，在前期一般先用药物治疗，形成脓肿时才需要切开引流。而一部分内科疾病在它发展到某一阶段也需要手术治疗，例如胃十二指肠溃疡引起穿孔或大出血时，常需要手术治疗。不仅如此，由于医学科学的进展，有的原来认为应当手术的疾病，已经可以改用非手术

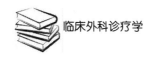

疗法治疗,例如大部分的尿路结石可以应用体外震波,使结石粉碎排出。有的原来不能施行手术的疾病,创造了有效的手术疗法,例如大多数的先天性心脏病,应用了低温麻醉或体外循环,可以用手术方法来纠正。特别由于介入放射学的迅速发展,使外科与内科以及其他专科更趋于交叉。所以,随着医学科学的发展和诊疗方法的改进,外科学的范畴将会不断地更新变化。

外科学是现代医学的一个科目,主要研究如何利用外科手术方法去解除病人的病原,从而使病人得到治疗。外科学和所有的临床医学一样,需要了解疾病的定义、病因、表现、诊断、分期、治疗、预后,而且外科学更重视开刀的适应证、术前的评估与照顾、手术的技巧与方法、术后的照顾、手术的并发症与预后等与外科手术相关的问题。

临床外科学根据治疗目标的不同有着明确的分工,可分为普通外科(现专指各种腹腔、乳房、甲状腺及简单的皮肤外科)、心脏外科、胸腔外科(两者可合称心胸外科)、血管外科、神经外科(有时简称脑外科)、头颈外科、泌尿外科、整形外科、矫形外科(即骨外科)、小儿外科、移植外科等。广义的外科学则尚可包含眼科、耳鼻喉科、妇产科、牙科(口腔面颌外科)等。

1.1.3 发展成就

现代外科学传入中国虽有几百年的历史,然而在旧中国进展很慢,一直处于落后状态。有外科设备的大医院都设在少数的几个大城市,稍大的手术如胃大部切除、胆囊切除或肾切除等也只能在几个大城市的几个大医院中进行;外科医生很少,外科的各种专科多未形成。新中国成立后,中国的外科学建立了比较完整的外科体系。中国各省、自治区、直辖市都有了高等医学院校外科队伍不断壮大;外科专科如麻醉科、腹部外科、胸心外科、骨科、整复外科、泌尿外科、神经外科以及儿科外科等均已先后建立。外科技术不但得到普及,并且在普及的基础上有了显著的提高。普及方面:中国的县医院有外科专业,设备和技术条件不断改善;而且不少县以下的基层医院也开展了外科工作。提高方面:新的外科领域如心血管外科、显微外科技术以及器官一直正在蓬勃发展,并取得了可喜的成绩。另外重要的外科仪器器械如体外循环机、人工肾、心脏起搏器、纤维光束内镜、人工血管、人工心脏瓣膜、人工关节以及微血管器械、震波碎石装置等,都能自行设计生产。由于贯彻了中医政策,中西医结合在外科领域里也取得了不少成绩。中西医结合治疗一些外科急腹症,如急性胰腺炎、胆管结石以及粘连性肠梗阻等,获得了较好疗效。中西医结合治疗骨折应用动静结合原则,采用小夹板局部外固定,既缩短了骨折愈合时间,又恢复了肢体功能。其他如内痔、肛瘘和血管

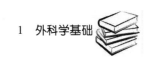

性脉管炎等应用中西医结合方法,均取得了较单纯西医治疗为好的效果。

新中国成立以来广大的外科工作者遵循为人民服务的方向,对严重危害人民健康的疾病和创伤,千方百计地进行抢救,做出了优异成绩。自 1985 年成功地抢救了一例大面积烧伤工人之后,大面积烧伤的抢救治疗水平不断提高,又有不少例 3 度烧伤面积超过 90% 的治愈报道。进入了国际领先行列。1963 年,首次成功地为一工人接活了已断离 6 小时的右前臂后,中国各地陆续接活了断指、断掌、断肢已达数千例。离断时间长达 36 小时的肢体、截断三节的上肢的再植、同体异肢的移植等均获得成功,在国际上属于领先地位。多年来,中国外科工作者在长江两岸从旧社会遗留下来的血吸虫病流行地区,在农村简易的手术室中,给几万名晚期血吸虫病人进行了巨脾切除术,使他们恢复了健康,重新走上生产岗位。肿瘤的防治工作也迅速开展,对食管癌、胃癌、乳癌等进行了数十万至数百万人口的普查,不但使这些癌肿得到早期发现,还在高发地区调查了这些癌肿与各种环境因素的关系,提出了新得研究课题。必须认识到,世界上的每一项专业都经历了古今中外许许多多的研究和探讨,积累了十分丰富的资料。外科学也是一样,历史上所有为解除病人疾苦而刻苦钻研的外科工作者,对外科学的充实和提高都做出了有益的贡献,都是值得人们继承和学习的。

1.1.4 中医外科学

中医外科学,中医学以外科命名本专科者始于宋。见宋代伍起予《外科新书》,为存目外科专书。宋代以前之外科多以疡医之类名之。是研究体表病症的病因、病理、证候、诊断、治法、医疗技术等之专门学科。包括有痈、疽、疮、疡、疥、癣、伤折等等疾病。宋以后此类疾病之专门著作多以外科名之。

今天使用的手术器具与十世纪时一位名叫扎哈拉维的穆斯林外科医生所设计的手术工具一模一样。另一位阿拉伯医生在 13 世纪就描述了血液循环的概念,与威廉·哈维相比早了 300 年。

1.1.5 普外科

普外科是以手术为主要方法治疗肝脏、胆道、胰腺、胃肠、肛肠、血管疾病、甲状腺和乳房的肿瘤及外伤等其他疾病的临床学科,是外科系统最大的专科。

普外科即普通外科,一般综合性医院外科除普外科外还有骨科、神经外科、心胸外科、泌尿外科等。有的医院甚至将普外科更细的分为颈乳科、胃肠外科、肝胆胰脾外科等,还有肛肠科、烧伤整形科、血管外科、小儿外科、移植外科、营养科等都与普外科有关系。

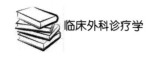

1.1.5.1　主要疾病

一般来说普外科包括的疾病有：

颈部疾病，如颈部损伤、甲状腺疾病等。

乳腺疾病，如乳腺癌、乳腺囊肿、乳腺脓肿、乳腺纤维瘤等。

周围血管疾病，如下肢静脉曲张等。

腹壁疾病，如腹股沟疝、脐疝、切口疝等。

腹部急症，如外伤、腹膜炎、消化道出血等。

胃肠疾病，如胃穿孔、阑尾炎、肠梗阻、胃癌、结肠癌等。

肛管直肠疾病，如痔、肛瘘、结直肠癌等。

肝胆胰脾疾病，如终末期肝病、肝癌、胆囊炎、胆道结石、胰腺炎、门脉高压、脾大等。

其他，如小儿腹部先天性疾病，腹膜后肿瘤等。

另外普外科与外科基础知识的联系非常紧密，如创伤修复、烧伤冷冻、电损伤、动物咬伤、外科感染、肿瘤、休克、无菌原则、输血、体液平衡、肠内肠外营养、重要器官功能衰竭、ICU、移植、显微、整复、体表肿瘤等。

有些医院的肛肠科、烧伤整形科、血管外科、小儿外科、移植外科、营养科等原来是由普外科分出后设置发展起来的。

1.1.5.2　小儿普外科

包括新生儿外科专业、肿瘤外科专业，主要诊治：

新生儿外科专业：食道闭锁、食道裂孔疝、先天性膈疝、腹裂、脐膨出、十二指肠闭锁、环状胰腺、幽门肥厚、先天性肠旋转不良、肠道闭锁、胆道闭锁、先天性巨结肠、先天性肛门直肠畸形肛等。

普通外科专业：甲状腺肿块、梨状窝瘘等颈前各种肿块及瘘管；胆总管囊肿、胆道闭锁、胰腺囊肿等各种肝、胆、胰、脾疾病；先天性巨结肠、肠重复畸形等胃肠道先天性畸形；腹股沟斜疝等各种疝；各种急性肠套叠、嵌顿疝、急性阑尾炎、急性肠梗阻、急性消化道出血、急性胰腺炎、腹部外伤等各种小儿外科急腹症。

肿瘤外科：神经母细胞瘤、肾母细胞瘤、各部位的良、恶性畸胎瘤、骶尾部肿瘤、肝脏肿瘤、横纹肌肉瘤、血管瘤、淋巴管瘤等的诊断及手术。

1.2 外科病人的体液失调与营养代谢

1.2.1 外科病人的体液失调

正常体液容量、渗透压及电解质含量是机体正常代谢和各器官功能正常进行的基本保证。

1.2.1.1 体液平衡及渗透压的调节

体液及渗透压的稳定是由神经－内分泌系统调节的。体液正常渗透压通过下丘脑—垂体后叶－抗利尿激素系统来恢复和维持,血容量的恢复和维持则是通过肾素－醛固酮系统,此两系统共同作用于肾,调节水、钠等的平衡。

血容量与渗透压相比,前者对机体更为重要,所以当血容量锐减又兼有血浆渗透压降低的时候,前者对抗利尿激素的促进分泌作用远远强于低渗透压对抗利尿激素分泌的抑制作用。目的是有限保持和恢复血容量,使重要器官的灌流得到保障,维护生命安全。

体液平衡的失调可以有三种表现:容量失调、浓度失调和成分失调

1.2.1.2 水和钠的代谢紊乱

(1)等渗性缺水(外科病人最易发生)

血清钠在正常范围,细胞外液渗透压保持正常。

细胞内液无变化,长时间则也可进入细胞外引起细胞脱水。

机体代偿机制:肾入球小动脉壁的压力感受器受到管内压力下降的刺激(有效循环血量减少),以及肾小球滤过率下降所致的远曲小管液内 Na 离子的减少(Na 离子数目降低),引起肾素－醛固酮系统的兴奋,醛固酮分泌增加,促进远曲小管对钠的再吸收,随钠一同被再吸收的水量也有增加,从而代偿性的使细胞外液量回升。

平衡盐溶液(电解质含量与血浆相仿):包括乳酸钠和复方氯化钠溶液(1.86% 乳酸钠溶液和复方氯化钠溶液之比为 1:2)与碳酸氢钠和等渗盐水溶液(1.25% 碳酸氢钠溶液和等渗盐水之比为 1:2)两种。

在纠正缺水后,排钾量会有所增加,血清 K 离子浓度因细胞外液量的增加而被稀释降低,故应注意预防低钾血症的发生。一般在血容量补充使血容量达 40mL/h 后,补钾应开始

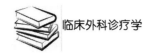

（2）低渗性缺水

水、钠缺失，更多缺钠，血钠低于正常。

（3）高渗性缺水

缺水缺钠，血钠高于正常。

1.2.1.3 酸碱平衡的失调

（1）代谢性酸中毒（最常见）

① 主要病因：碱性物质丢失过多：腹泻、肠瘘等，经粪便、消化液丢失大量 HCO_3 离子。酸性物质过多：糖尿病或长期不能进食者，体内脂肪分解过多，可形成大量酮体。肾功能不全：H 离子不能排出或 HCO_3 离子吸收减少。代谢性酸中毒的代偿。

② 临床表现：可无明显症状。最明显表现是呼吸又深又快，呼吸肌收缩明显，呼出气带有酮味（烂苹果味），病人可发生缺水的症状；酸中毒可降低心肌收缩力和周围血管对儿茶酚胺的敏感性，病人容易发生心律不齐、急性肾功能不全和休克，一旦产生很难纠正。

③ 诊断：根据病人有腹泻、肠瘘或休克等的病史，又深而快的呼吸，及应怀疑代谢性酸中毒。作血气分析可以明确诊断。

④ 治疗：病因治疗放在首位。较轻的酸中毒只要消除病因，再辅以补充液体，则常可通过自身调节机制纠正，不必服用碱性药物。对血浆 HCO_3 离子低于 1.5mmol/L 的重度病人，应加以碱性药物治疗，常用药物是 $NaHCO_3$ 溶液。Na 离子在体内可以提高体液外渗透压和增加血容量。治疗原则是首次补给 5% $NaHCO_3$ 溶液的剂量可 100~250mL 不等。在用后 2~4 小时复查动脉血气分析及血浆电解质浓度，根据测定结果再决定是否需继续输给用量。边治疗边观察，逐步纠正酸中毒，是治疗的原则。

（2）代谢性碱中毒

体内 H 离子丢失或 HCO_3 离子增多可引起代谢性碱中毒

① 主要病因包括胃液丧失过多、碱性物质摄入过多、缺钾、利尿剂的作用、代谢性碱中毒的代偿表现，以及代谢性碱中毒时，氧合血红蛋白解离曲线左移，使氧不易释出。此事尽管病人的血氧含量和氧饱和度均正常，但组织仍然存在缺氧。

② 临床表现和诊断：一般无明显症状。有时可有呼吸变浅变慢（呼吸系统代偿）或神经方面的异常（缺氧气），如嗜睡、精神错乱等，可以有低钾血症和缺水的临床表现。血气分析可确定诊断。

③ 治疗：原发疾病应予积极治疗。对丧失胃液所致的代谢性碱中毒，可输注等渗盐水或葡萄糖盐水，既恢复了细胞外液量，又补充了 Cl 离子。碱中毒的时候常伴发低

钾血症,故须同时补充 KCl,但应在病人尿量超过 40mL/h 以后;对于重度碱中毒时,可使用稀释的盐酸溶液。0.1mol/L 或 0.2mol/L 的盐酸用于治疗。具体方法:将 1mol/L 盐酸 150mL 溶入生理盐水 1000mL 或 5% 葡萄糖溶液 1000mL 中(盐酸浓度成为 0.15mol/L),经中心静脉导管缓慢滴入(25~50ml/h),切忌经周围静脉输入。

(3)呼吸性酸中毒

① 常见病因:全身麻醉过深、镇静剂过量、中枢神经系统损气胸、急性肺水肿和呼吸机使用不当、肺组织广泛纤维化、重度肺气肿等慢性阻塞性肺部疾患,有换气功能障碍或肺泡通气 - 灌流比例失调等致肺泡通气及换气功能减弱不能排出 CO_2。

② 临床表现和诊断:病人可有胸闷、呼吸困难、躁动不安等,因换气不足致使缺氧,可有头疼、发绀。随酸中毒加重,可有血压下降、谵妄、昏迷等。脑缺氧可致脑水肿、脑疝、甚至呼吸骤停。病人有呼吸功能受影响的历史,又出现上述症状,即应怀疑,动脉血气分析显示 pH 明显下降,$PaCO_2$ 增高,血浆 HCO_3 离子可正常。

③ 治疗:常合并存在缺氧,对机体危害性极大。需尽快治疗原发病因之外,还需采取积极措施改善病人的通气功能。作气管插管或气管切开术并使用呼吸机,能有效地改善机体的通气及换气功能。

(4)呼吸性碱中毒

① 病因:癔症、忧虑、疼痛、发热、创伤、中枢神经系统疾病等引起的肺部通气过度。

② 临床表现及诊断:多数病人有急促呼吸之表现。危重病人发生常提示预后不良,或将发生急性呼吸窘迫综合征。结合临床表现和病史可做出诊断。此时血 pH 升高,$PaCO_2$ 和 HCO_3 离子下降。

③ 治疗:原发疾病应予积极治疗,用纸袋罩住口鼻,增加呼吸道无效腔,可减少 CO_2 的呼出。

1.2.2 外科病人的营养代谢

近年来营养学有了很大的发展,有关外科病人营养的研究也取得了显著的成果,完全胃肠道营养的广泛应用,要素饮食配方的不断完善,不仅扩大了外科手术的范围,也为一些复杂病人的后期治疗创造了有利条件。因此,应该重视外科病人营养的管理,并把它作为手术期中的重点内容进行深入的研究。

1.2.2.1 机体对营养的正常需要

正常人必须每天从食物中摄取足够的营养物质,用来保证机体的生长和发育,补

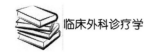

充代谢的消耗,增强抗病能力和延长寿命。正常饮食中应包括蛋白质、糖、脂肪、维生素、无机盐和水等六种营养素。糖(碳水化合物)和脂肪主要提供热原,蛋白质主要提供氮源。正常成年人的基础情况下,每日需要消耗的热量约为 1500 ~ 1800 卡,随着体力活动强度的加大,需要的热量也相应增加。碳水化合物、脂肪和蛋白质代谢后提供的热量各占总热量的百分率,分别为 60% ~ 70% ,20% ~ 25% 和 10% ~ 15% 。

(1)蛋白质

食物中的蛋白质经消化后,以氨基酸的形式被机体吸收。正常人每日每公斤体重需供给蛋白质 1 ~ 1.5 克,其中三分之一来自动物性食物。目前已知蛋白质是由 20 多种不同氨基酸组成,其中八种是体内不能合成的必需氨基酸,其余为非必需氨基酸。奶类、蛋白类和肉类中的某些蛋白质和大豆中的球蛋白含有各种必需氨基酸,称为"完全蛋白质"。

蛋白质是人体各组织的重要组成部分。它的主要功能是:维持血红蛋白和血浆蛋白的水平;参与组织、器官的更新和修复;构成酶、激素和抗体,调节各种生理功能。蛋白质中氮的含量约占 16% ,即每日 6.25 克蛋白质含 1 克氮。通过测定 24 小时尿中的含氮量,可以了解机体每日蛋白质的消耗量。正常情况下成人每日尿中的排氮量为 4 克,相当于 25 克蛋白质,如果排出量低于摄入量,机体就处于正氮平衡状态,反之称为负氮平衡。

(2)脂肪

食物中的脂肪以脂肪酸和脂类型或被吸收。脂肪吸收后,一部分提供热量而消耗,另一部分以储备脂肪形式储存于皮下、腹腔、肌肉间隙和肾脏周围,还有少数则以磷脂形式储存于肝细胞中。每日脂肪的供应量不能太多,正常成人每日脂肪总量不应超过 40 ~ 50 克,摄入的脂肪,除供应每日总热量的 20% ~ 25% 外,其中的磷脂及胆固醇是脑神经组织的组成部分,还可促进一些脂溶性维生素(A、D、E 各 K)的吸收与利用。

(3)碳水化合物

食物中的碳水化合物主要以葡萄糖、果糖、乳糖、蔗糖和多种多糖形式存在,经消化后吸收。体内的碳水化合物,大部分氧化产热,另一部分以糖原形式贮存于肌肉和肝细胞内,还有少量存在于细胞外液中。体内储备的糖原量很少,总共约 300 克,仅能储备的热量约为 1200 卡,只够消耗 12 小时。正常成人每日供给糖量为 400 ~ 450 克,如果食物中蛋白质和脂肪的含量高,则糖的摄入量可相应减少。相反,饮食中糖的供热量充分时,有利于氨基酸合成蛋白质,如由静脉提供糖量 100 ~ 150 克时,可节省蛋

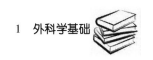

白质 50~75 克。

碳水化合物除能提供热量和节省蛋白质外,糖和磷酸、碳基组成的核糖核酸和脱氧核糖核酸是构成细胞质和细胞核的重要成分。而糖和蛋白质结合生成的糖蛋白是构成软骨、骨骼和角膜的组成部分。大量肝糖原的合成,能增强肝细胞的再生,促进肝脏的代谢和解毒作用。

(4)维生素

目前已知的维生素 20 多种,大多数不能在体内合体,必须由食物提供。维生素可分为脂溶性和水溶性两大类:前者有维生素 A、D、E 和 K 等;后者有维生素 C 和 B 族维生素。维生素不提供热量,也不构成组织,但在维持生长发育和生理功能调节上起着重要作用。饮食正常和消化功能良好的病人,一般不会发生维生素缺乏。

(5)矿物质

食物中的矿物质含量较丰富,它虽只占体重的 4%,但都是机体的必需组成部分,除构成人体骨骼和牙齿的原料外,不参与一些重要的生理功能。微量元素是矿物质中很少的一部分,在体内的含量甚微,用一般方法不能测量出来。现已知铁、碘、氟、锌、铜、钴、铬、锰、钼、硒、镍、锡、硅和矾等 14 种微量元素,与机体关系密切,为人体必需的微量元素。微量元素没有"库存",摄入不足对机体可产生一定影响。

1.2.2.2 外科病人营养缺乏的原因

(1)术前营养不足

大部分病人由于疾病本身的影响,手术前就存在着不同程度的营养障碍。发生的原因有:①摄入和吸收不够:急、慢性消化道梗阻时,营养的摄入受到限制;胰腺和小肠的慢性炎症,严重影响营养素的消化和吸收。②消耗和丧失过多:恶性肿瘤和甲状腺功能亢进症时,营养消耗增加;消化道外瘘、慢性失血、大面积烧伤和严重感染时,引起大量营养物不断的丢失。总之,手术前应对每个病人的营养状况作了正确的判断,营养严重缺乏者,应及时进行纠正。对住院病人营养状况的估价,目前尚缺乏公认的、方便而准确的统一标准。临床上可采用病人住院时和标准体重的比较法来判断:如病后无水肿而体重丢失 30% 以上可认为是重度营养不良,丢失 20% 以上为相当重或中度营养不良。

(2)手术过程中和术后的丢失

手术本身就是一种创伤,术中造成的组织损伤和失血,必然会引起蛋白质的丢失。手术愈复杂,创伤就愈大丢失的蛋白质就愈多,如甲状腺次全切除术的平均丢失蛋白质的量是 75 克,而乳腺癌根治术平均丢失蛋白质的量为甲状腺次全切除术的两倍。

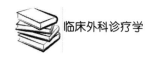

手术后,机体内的代谢立即处于分解期,蛋白质分解加速,同时尿氮的排泄量明显增加,即使给大量的蛋白质,也不能改变病人的负氮平衡状态。手术后负氮平衡持续的时间与手术的难度、时间和范围有密切关系,一般为 5~10 天。

1.2.3　外科病人营养的补充途径

1.2.3.1　经消化道内的补充

有口服和管饲两种方法,饮食种类有普通饮食、管饲饮食和要素饮食三种。

(1)口服饮食

经口腔摄取食物是最常用的方法,最经济、最方便,而且也是比较理想的方法。根据病情的需要,选用流汁、半流和软食等普通饮食。进食的量一不应过分限制,病人食欲不佳时,可适当改变膳食的花色品种和烹调技术,并加服一些对消化有帮助的药物,应鼓励病人尽量多的摄取营养。慢性疾病,还应给以足够的维生素和电解质。

(2)管饲饮食

不能正常进食的昏迷病人和晚期食道癌和胃癌伴有消化道梗阻的病人,可通过胃管、胃或空肠的造瘘管,补充营养物质。目前常用的管饲饮食为流汁或半流质的混合奶,每 1000 毫升混合奶中含糖 140 克,脂肪和蛋白质各 35 克,热量共 1015 卡。每日全量分六次、定时灌入,两次间隙适当灌注少量其他液体。

(3)要素饮食

近年来临床上已广泛选用要素饮食作为口服和管饲的营养液,效果满意。要素饮食是一种化学成分比较恒定的粉末状无渣食物,经复水后可形成液体式稳定的悬乳液。该液以 L~氨基酸作为氮源,葡萄糖、蔗糖作为能源,并含有适量的脂肪、电解质、多种维生素和微量元素,营养价值较完善。目前常用的商品要素饮食大致分为两大类:低脂肪型要素饮食:脂肪含量仅占 0.8%~2%;高脂肪型要素饮食:脂肪含量占 30%。

要素饮食的最大优点是能源和氮源物质不需消化或很少消化即可吸收,由于是无渣饮食,可保持肠道的清洁,由于营养素比较全面,适宜于各种胃肠道疾病,能迅速恢复正氮平衡。采用要素饮食进行营养支持疗法的并发症不严重,但浓度过高,注入速度过快时,可出现恶心、呕吐和腹泻,个别出现腹部绞痛,经改变饮食的浓度和速度后即可转好。长期应用注意必需脂肪酸、维生素和微量元素的补充,以防止这些营养素的缺乏。

1.2.3.2 经消化道外的补充

大体上分为浅静脉途径和深静脉途径两类。

(1)浅静脉途径

通过周围浅静脉滴注提供营养物质。主要用于短期禁食的病人,输入等渗液体,提供一定量的热量和蛋白质。可供输入的营养液有以下数种:

① 5%或10%葡萄糖溶液:每1000毫升5%葡萄糖溶液可提供热量200卡。成年人利用葡萄糖的速度是0.5克/小时/公斤,超过此水平则由尿排出。25%~50%葡萄糖溶液虽可提供更多的热量,但因浓度太高,长期应用可引起静脉炎。

② 蛋白质类溶液:这类物质包括血浆、白蛋白液、水解蛋白和氨基酸类注射液等,能提供一定数量的蛋白质。靠输血浆或全血来补充蛋白质的缺乏。既不经济,也不是有效有方法。5%水解蛋白溶液500毫升虽可提供蛋白质25克(相当于4克氮),但要完全利用这些蛋白质,必须同时提供非蛋白质热量800卡(相当于5%葡萄糖液4000毫升),另外静脉滴注反应也较大,目前已为复方氨基酸注射液代替。目前生产的商品氨基酸液为L型复方结晶氨基酸液,含有14~18种氨基酸,但都包含有8种必需氨基酸。高支链氨基酸液中含有45%支链氨基酸,较常用的平衡氨基酸液有更好的节氮效果。

③ 脂肪乳剂:10%脂肪乳剂1000毫升可提供热量900卡,供热数量较为满意。脂肪乳剂同时可以提供足够的必需的脂肪酸(亚油酸、亚麻油),能预防必需脂肪酸缺乏。它刺激性较小,较长期经周围静脉输入不会引起静脉炎,也可和葡萄糖或氨基酸混合输入,且无高渗利尿和高糖引起的代谢紊乱。

(2)深静脉途径

经上腔静脉或下腔静脉插管补充营养物质的方法,临床称为完全胃肠道外营养(简称TPN)。由深静脉内导管匀速滴入大量高价营养液,可给机体补充足够的热量、氨基酸、电解质等,以维持正氮平衡,长期应用可代替口服营养。

① 插管部位:上腔静脉优于下腔静脉。可由一侧直接穿刺锁骨下静脉或径头静脉、颈外静脉切开,插入硅胶导管。

② 营养液的配制:应包括基本营养液、主要电解质、维生素和微量元素。

基本营养液:目前配方较多,常用的是50%(或25%)葡萄糖250毫升,加复方氨基酸溶液500毫升(或5%水解蛋白液),共750毫升计算一个单位,其中氮与卡的比例应保持在1:150~1:200较好。由每日一个单位营养液开始,逐渐增加到每日4~6个单位。

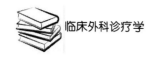

主要电解质:将每日所需的各种电解质平均分别加到各单位营养液中,每日电解质的补充剂量是:钾 80~110 当量、钠 125~150 毫当量、镁 8~16 毫当量、磷 45~60 毫当量。

维生素:目前已有静脉用得多各维生素制剂,包括水溶性与脂溶性维生素共 12 种,每日 1~2 个剂量。成人每日需要量为 Vit A:25000 单位,D:200 单位,E:10 单位,C:500 毫克,叶酸:2.5 毫克,菸酸:150 毫克,B2:10 毫克,B1:15 毫克,B6:40 毫克,泛酸:15 毫克。

微量元素:长期 TPN 支持的病人,维持微量元素的平衡很重要,微量元素的每日需要量为铜 0.3 毫克,碘 0.12 毫克,锌 2.9 毫克,锰 0.7 毫克,铬 0.02 毫克,硒 0.118 毫克和铁 1.0 毫克。目前临床上已有多种微量元素的制剂,使用非常方便。

(3)临床应用时的注意事项

① 每日总量要以混合的形式,均匀速度在 24 小时内滴完,液体总量如果不够,可补充以 5% 或 10% 的葡萄糖液。

② 为防止营养管的阻塞,如无禁忌,每单位营养液内可加肝素 5~10 毫克。

③ 初期阶段,每 10 克葡萄糖可加 1 单位胰岛素,根据尿糖的程度,调整胰岛素的用量。

④ 配制营养液时应注意无菌作用,每日更换输液吊瓶和附件,经常更换营养管入口处皮肤的敷料,保持无菌。

⑤ 定期复查各种电解质,血糖和尿糖,肝功和肾功,随时调整各种成分的剂量和比例。

(4)并发症的防治

完全胃肠道外营养应用过程中可发生并发症,有些并发症相当严重,应早期发现,及时处理。

① 感染方面的并发症:感染是 TPN 的常见并发症之一,感染源可来自导管的皮肤入口处,导管和输入的高糖溶液,常见的病源菌的白色葡萄球菌、金黄色葡萄球菌和霉菌,大肠杆菌较少见。临床上感染多以败血症的形式出现,常迫使治疗终止。预防的措施:经常消毒导管的皮肤入口处,每日更换输液外接系统,营养液应在无菌操作下新鲜配制,并在输液时采用空气过滤法和适当给予抗菌药物。

② 代谢方面的并发症:长期应用 TPN 时,如营养液配制不当,可发生代谢性障碍。这组并发症中包括糖代谢紊乱而引起的纸血糖反应、高血糖和高糖高渗性非酮性昏迷,电解质紊乱所致的代谢性酸中毒、低镁血症的低磷血症等。预防的主要措施在于

精确计算并补充病人所需要的各种营养素,同时应在治疗过程中进行较系统和全面的监测,为早期发现和早期处理提供线索。

③ 导管方面的并发症:在穿刺插管和输注营养液过程中,可发生一些与导管有关的并发症,如穿刺时误伤胸膜引起气胸,插管时导管折断、扭转和导管的位置不当等。空气栓塞是一种严重的情况,可导致病人的死亡,气栓可发生在插管过程中,也可发生在更换输液附件时。因此,必须提高警惕,严格遵守操作程序,预防这类并发症的发生。

1.3　休克

休克是机体遭受强烈的致病因素侵袭后,由于有效循环血量锐减,组织血流灌注广泛、持续、显著减少,致全身微循环功能不良,生命重要器官严重障碍的综合征候群。此时机体功能失去代偿,组织缺血缺氧,神经－体液因子失调。其主要特点是:重要脏器组织中的微循环灌流不足,代谢紊乱和全身各系统的机能障碍。简言之,休克就是机体对有效循环血量减少的反应,是组织灌流不足引起的代谢和细胞受损的病理过程。多种神经－体液因子参与休克的发生和发展。所谓有效循环血量,是指单位时间内通过心血管系统进行循环的血量。有效循环血量依赖于:充足的血容量、有效的心搏出量和完善的周围血管张力三个因素。当其中任何一个因素的改变超出了人体的代偿限度时,即可导致有效循环血量的急剧下降,造成全身组织、器官氧合血液灌流不足和细胞缺氧而发生休克。在休克的发生和发展中,上述三个因素常都累及,且相互影响。

1.3.1　病因

1.3.1.1　低血容量性休克

低血容量性休克为血管内容量不足,引起心室充盈不足和心搏量减少,如果增加心率仍不能代偿,可导致心排血量降低。

失血性休克是指因大量失血,迅速导致有效循环血量锐减而引起周围循环衰竭的一种综合征。一般15分钟内失血少于全血量的10%时,机体可代偿。若快速失血量超过全血量的20%左右,即可引起休克。

烧伤性休克大面积烧伤,伴有血浆大量丢失,可引起烧伤性休克。休克早期与疼

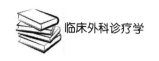

痛及低血容量有关,晚期可继发感染,发展为感染性休克。

创伤性休克这种休克的发生与疼痛和失血有关。

1.3.1.2 血管扩张性休克

血管扩张性休克通常是由于血管扩张所致的血管内容量不足,其循环血容量正常或增加,但心脏充盈和组织灌注不足。

感染性休克是临床上最常见的休克类型之一,临床上以 G⁻杆菌感染最常见。根据血流动力学的特点又分为低动力休克(冷休克)和高动力性休克(暖休克)两型。

过敏性休克已致敏的机体再次接触到抗原物质时,可发生强烈的变态反应,使容量血管扩张,毛细血管通透性增加并出现弥散性非纤维蛋白血栓,血压下降、组织灌注不良可使多脏器受累。

神经源性休克交感神经系统急性损伤或被药物阻滞可引起神经所支配的小动脉扩张,血容量增加,出现相对血容量不足和血压下降;这类休克预后好,常可自愈。

1.3.1.3 心源性休克

心源性休克是指心脏泵功能受损或心脏血流排出道受损引起的心排出量快速下降而代偿性血管快速收缩不足所致的有效循环血量不足、低灌注和低血压状态。心源性休克包括心脏本身病变、心脏压迫或梗阻引起的休克。

1.3.2 临床表现

1.3.2.1 休克早期

在原发症状体征为主的情况下出现轻度兴奋征象,如意识尚清,但烦躁焦虑,精神紧张,面色、皮肤苍白,口唇甲床轻度发绀,心率加快,呼吸频率增加,出冷汗,脉搏细速,血压可骤降,也可略降,甚至正常或稍高,脉压缩小,尿量减少。

1.3.2.2 休克中期

患者烦躁,意识不清,呼吸表浅,四肢温度下降,心音低钝,脉细数而弱,血压进行性降低,可低于50mmHg 或测不到,脉压小于 20mmHg,皮肤湿冷发花,尿少或无尿。

1.3.2.3 休克晚期

表现为 DIC 和多器官功能衰竭。

DIC 表现顽固性低血压,皮肤发绀或广泛出血,甲床微循环瘀血,血管活性药物疗效不佳,常与器官衰竭并存。

急性呼吸功能衰竭表现吸氧难以纠正的进行性呼吸困难,进行性低氧血症,呼吸

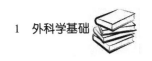

促,发绀,肺水肿和肺顺应性降低等表现。

急性心功能衰竭表现呼吸急促,发绀,心率加快,心音低钝,可有奔马律、心律不齐。如出现心律缓慢,面色灰暗,肢端发凉,也属心功能衰竭征象,中心静脉压及脉肺动脉楔压升高,严重者可有肺水肿表现。

急性肾功能衰竭表现少尿或无尿、氮质血症、高血钾等水电解质和酸碱平衡紊乱。

其他表现意识障碍程度反映脑供血情况。肝衰竭可出现黄疸,血胆红素增加,由于肝脏具有强大的代偿功能,肝性脑病发病率并不高。胃肠道功能紊乱常表现为腹痛、消化不良、呕血和黑便等。

1.3.3 检查诊断

1.3.3.1 检查

(1)实验室检查

应当尽快进行休克的实验室检查并且注意检查内容的广泛性。一般注意的项目包括:

① 血常规。

② 血生化。

③ 肾功能检查以及尿常规及比重测定。

④ 出、凝血指标检查。

⑤ 血清酶学检查和肌钙蛋白、肌红蛋白、D－二聚体等。

⑥ 各种体液、排泄物等的培养、病原体检查和药敏测定等。

(2)血流动力学监测

主要包括中心静脉压,肺毛细血管楔压,心排出量和心脏指数等。使用漂浮导管进行有创监测时,还可以抽取混合静脉血标本进行测定,并通过计算了解氧代谢指标。

(3)胃黏膜内 pH 测定

这项无创的检测技术有助于判断内脏供血状况、及时发现早期内脏缺血表现为主的"隐性代偿性休克",也可通过准确反映胃肠黏膜缺血缺氧改善情况,指导休克复苏治疗的彻底性。

(4)血清乳酸浓度

正常值 0.4～1.9mmol/L,血清乳酸浓度与休克预后相关。

(5)感染和炎症因子的血清学检查

通过血清免疫学检测手段,检查血中降钙素原、C－反应蛋白、念珠菌或曲霉菌特

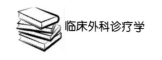

殊抗原标志物或抗体以及 LPS、TNF、PAF、IL－1 等因子,有助于快速判断休克是否存在感染因素、可能的感染类型以及体内炎症反应紊乱状况。

1.3.3.2　诊断

有典型临床表现时,休克的诊断并不难,重要的是能早期识别、及时发现并处理。

(1)早期诊断

当有交感神经—肾上腺功能亢进征象时,即应考虑休克的可能。早期症状诊断包括:

① 血压升高而脉压减少。

② 心率增快。

③ 口渴。

④ 皮肤潮湿、黏膜发白、肢端发凉。

⑤ 皮肤静脉萎陷。

⑥ 尿量减少(25～30ml/L)。

(2)诊断标准

临床上延续多年的休克诊断标准是:

① 有诱发休克的原因。

② 有意识障碍。

③ 脉搏细速,超过 100 次/分钟或不能触知。

④ 四肢湿冷,胸骨部位皮肤指压阳性(压迫后再充盈时间超过 2 秒钟),皮肤有花纹,黏膜苍白或发绀,尿量少于 30ml/h 或尿闭。

⑤ 收缩血压低于 10.7kPa(80mmHg)。

⑥ 脉压小于 2.7kPa(20mmHg)。

⑦ 原有高血压者,收缩血压较原水平下降 30% 以上。

凡符合上述第①项以及第②、③、④项中的两项和第⑤、⑥、⑦项中的一项者,可诊断为休克。

1.3.4　治疗

休克是临床上常见的紧急情况,应该抓紧时间进行救治,在休克早期进行有效的干预,控制引起休克的原发病因,遏止病情发展,有助于改善患者的预后。

1.3.4.1　一般紧急治疗

通常取平卧位,必要时采取头和躯干抬高 20°～30°、下肢抬高 15°～20°,以利于呼吸和下肢静脉回流,同时保证脑灌注压力;保持呼吸道通畅,并可用鼻导管法或面罩法吸氧,必要时建立人工气道,呼吸机辅助通气;维持比较正常的体温,低体温时注意保温,高温时尽量降温;及早建立静脉通路,并用药物维持血压。尽量保持患者安静,避免人为搬动,可用小剂量镇痛、镇静药,但要防止呼吸和循环抑制。

1.3.4.2　病因治疗

休克几乎与所有临床科室都有关联,各型休克的临床表现及中后期的病理过程也基本相似,但引起休克的原因各异,根除或控制导致休克的原因对阻止休克的进一步发展十分重要,尤其某些外科疾病引起的休克,原发病灶大多需手术处理。治疗原则应该是:尽快恢复有效循环血量,对原发病灶做手术处理。即使有时病情尚未稳定,为避免延误抢救的时机,仍应在积极抗休克的同时进行针对病因的手术。

1.3.4.3　扩充血容量

(1)血容量补充原则及种类

大部分休克治疗的共同目标是恢复组织灌注,其中早期最有效的办法是补充足够的血容量,不仅要补充已失去的血容量,还要补充因毛细血管床扩大引起的血容量相对不足,因此往往需要过量的补充,以确保心输出量。即使是心源性休克有时也不能过于严格地控制入量,可在连续监测动脉血压、尿量和CVP的基础上,结合患者皮肤温度、末梢循环、脉率及毛细血管充盈时间等情况,判断所需补充的液体量,动态观察十分重要。当然最好在漂浮导管监测肺动脉楔压的指导下输液。

目前补充血容量的液体种类很多,休克治疗的早期,输入何种液体当属次要,即使大量失血引起的休克也不一定需要全血补充,只要能维持红细胞压积大于30%,大量输入晶体液、血浆代用品以维持适当的血液稀释,对改善组织灌注更有利。随着休克的逐渐控制,输入液体的种类即需要细心选择,主要目的是防止水电解质和酸碱平衡紊乱,防止系统和脏器并发症,维持能量代谢、组织氧合和胶体渗透压。

(2)扩容剂选择原则

如何正确选择扩容剂,应遵循的原则是:时刻考虑使用液体的目的,"缺什么补什么",按需补充。其次,还要同时兼顾晶体及胶体的需求及比例。羟乙基淀粉作为临床常用的胶体之一,虽早期剂型存在对凝血及肾功能的影响,但随着新产品如HES130/0.4等出现,提高其在容量复苏中的使用价值。白蛋白在复苏中的作用,并没有随着研究的深入而发生根本的改变。血浆绝不能作为容量复苏的胶体选择,其适应证应为补充凝血因子。

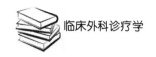

（3）纠正酸中毒患者

在休克状态下，由于组织灌注不足和细胞缺氧常存在不同程度的代谢性酸中毒。这种酸性环境对心肌、血管平滑肌和肾功能都有抑制作用，应予纠正。但在机体代偿机制的作用下，患者产生过度换气，呼出大量 CO_2。可使患者的动脉血 pH 仍然在正常范围内。由此可见，对于休克患者盲目地输注碱性药物不妥。因为按照血红蛋白氧离曲线的规律，碱中毒环境不利于氧从血红蛋白释出，会使组织缺氧加重。另外，不很严重的酸性环境对氧从血红蛋白解离是有利的，并不需要去积极纠正。而且机体在获得充足血容量和微循环得到改善之后，轻度酸中毒常可缓解而不需再用碱性药物。但重度休克经扩容治疗后仍有严重的代谢性酸中毒时，仍需使用碱性药物，用药后 30～60 分钟应复查动脉血气，了解治疗效果并据此决定下一步治疗措施。乳酸钠因需要在肝脏代谢才能发挥作用，休克时不应首选，因为休克可导致肝脏功能下降；5% 碳酸氢钠可以直接中和血液中的氢离子，但要依靠肺肾的功能最终纠正酸中毒，可以静脉点滴 200ml 左右；三羟甲基氨基甲烷（THAM）不仅直接中和血液中的氢离子，而且不增加血钠，一次可以静滴 7.28% THAM40～80ml（加 5% 葡萄糖液稀释），但要注意呼吸抑制、低血糖、恶心、呕吐等副作用，还要防止外漏出血管，导致组织坏死。

1.3.4.4　血管活性药物的应用

通过液体输注达到最佳心脏容量负荷，应用正性肌力药以增强心肌收缩力，或应用血管舒缩药物以调节适宜的心脏压力负荷，最终达到改善循环和维持足够的氧输送。

血管活性药物主要包括两大类，即缩血管药和扩血管药。

（1）缩血管药物

目前主要用于部分早期休克患者，以短期维持重要脏器灌注为目的，也可作为休克治疗的早期应急措施，不宜长久使用，用量也应尽量减小。常用的药物有间羟胺（间羟胺）、多巴胺、多巴酚丁胺、去氧肾上腺素（去氧肾上腺素）、去甲肾上腺素等，使用时应从最小剂量和最低浓度开始。

（2）扩血管药物

主要扩张毛细血管前括约肌，以利于组织灌流，适用于扩容后 CVP 明显升高而临床征象无好转，临床上有交感神经活动亢进征象，心输出量明显下降，有心衰表现及有肺动脉高压者。常用的药物有异丙基肾上腺素、酚妥拉明（苄胺唑啉）、酚苄明、妥拉唑啉、阿托品、山莨菪碱、东莨菪碱、硝普钠、硝酸甘油、异山梨酯、氯丙嗪等。在使用扩血管药时，前提是必须充分扩容，否则将导致血压明显下降，用量和使用浓度也应从最小开始。

2 普外科

2.1 颈部疾病

2.1.1 颈部疾病概述

颈部疾病是颈部血管损伤、颈部神经损伤、胸导管损伤、喉和气管损伤、咽和食管损伤、肿瘤、急/慢性淋巴结炎、甲状腺疾病、先天畸形等这一类疾病的总称。

2.1.1.1 病因

颈部疾病是一大类疾病,病因也多种多样。例如颈部损伤,包括开放性损伤和闭合性损伤,开放性损伤可见于交通事故、意外事故、生产事故、割伤、刺伤等,战时多见于刀伤、弹伤。

闭合性损伤多见于拳击、勒缢伤等;炎症则由微生物侵及机体引起;肿瘤的病因则较为复杂,可与遗传、应激、环境、饮食等相关。

2.1.1.2 临床表现

(1)颈部外伤

血管损伤可有出血、休克、动静脉瘘等表现;胸导管损伤的患者容易发生气短、呼吸困难,甚至发绀、心率增快、脉搏变弱、血压降低等;喉及气管损伤主要表现有呼吸困难,伤口有空气和泡沫样血液喷出,同时可伴有剧烈刺激性咳嗽;咽和食管损伤除有吞咽疼痛外常可见唾液、血液、食物、空气由破口溢出等。颈部神经损伤包括喉返神经损伤、臂丛神经损伤、迷走神经损伤、副神经损伤,其表现各异。例如,单侧喉返神经损伤为一侧的外展肌及内收肌瘫痪,声嘶及发声无力,双侧喉返神经损伤可有呼吸困难;臂丛神经损伤主要引起肩部和上臂肌肉瘫痪,表现为上臂下垂,不能外展、外旋,前臂不能屈曲和外转,腕和掌指关节不能背伸,上肢外侧麻木,感觉丧失等。

(2)颈部肿瘤

良性肿瘤常表现为单个圆形肿块,质地软或中等,边界清楚,活动度好,生长缓慢,

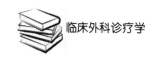

通常不引起全身症状或全身症状较轻。恶性肿瘤肿块常常融合成片,边界不清楚,活动度差,质硬,表面多呈结节状,生长迅速,压痛不明显;早期无明显表现,后期可出现消瘦、体重下降、不明原因的发热等。

（3）颈部炎症

红、肿、热、痛是炎症最具特征性的表现。淋巴结炎可表现为淋巴结肿大,有或无压痛;淋巴结结核表现为多个淋巴结融合呈团块状,病理检查可见干酪样坏死。甲状腺炎症常表现为甲状腺弥漫性肿大,表面有时可触及结节,有触痛,严重者可有声嘶、气促、吞咽困难等。

（4）颈部先天畸形

多见于青少年,病程长,颈部可有单个圆形或椭圆形肿物,质软,边界清楚,并发感染时形成瘘管。B型超声检查呈囊实性。

2.1.1.3　检查

（1）体格检查

无论是哪种颈部疾病都需进行体格检查。体格检查可发现颈部外伤,颈部较大的肿块、甲状腺肿大或较大的结节。

（2）B型超声

B型超声是诊断颈部疾病常用的检查手段,对于甲状腺结节、淋巴结炎及颈部其他囊实性肿瘤有较高的诊断意义。目前常在B型超声引导下行颈部肿瘤穿刺,以便细胞病理学检查和组织病理学检查。

（3）X线、CT检查

影像学检查对于肿瘤的定性与定位有一定帮助。

（4）其他

如血管造影、血清学检查、生化检查对疾病都有辅助诊断意义。

2.1.1.4　诊断

（1）病史

详细询问病史,特别是发病时间、年龄、病情进展的速度,既往史、家族史和手术史也不能忽略。

（2）局部检查

颈部外伤要注意受伤部位、伤口形状、出血情况、伤口有无污染物或异物等;出现颈部肿瘤时,要了解肿瘤的情况,如大小、边界、性质、活动度等;颈部炎症要注意颈部皮肤温度、有无压痛、颈动脉的搏动等。

（3）全身检查

颈部肿瘤有原发的也有继发的,很多全身疾病也会在颈部表现,如淋巴瘤、鼻咽癌等,所以在诊断颈部原发肿瘤之前,也需要通过各项检查排除身体其他部位的疾病。

2.1.1.5 治疗

治疗原则是去除病因和诱因,抗感染,全身支持治疗,预防休克和并发症,根据情况选择手术治疗、放射治疗、化学治疗、药物治疗等。

2.1.2 颈部损伤

颈部损伤是由机械性外力、慢性劳损等引起的颈部结构的损伤,比四肢、腹部等损伤少见,可分为开放性损伤和闭合性损伤两种。闭合性损伤多见于拳击、勒缢伤,除可引起血肿和皮下气肿外,往往有丧失意识、脉搏细速、血压下降,同时可出现血肿压迫气管导致窒息,或者颈动脉受刺激,从而引起脑部反射性血循环障碍。

2.1.2.1 病因

闭合性损伤多见于拳击、勒缢伤等;开放性损伤平时可见于交通事故、意外事故、生产事故、割伤、刺伤等;战时多见于刀伤、弹伤。

2.1.2.2 临床表现

（1）颈部动脉损伤

本病最严重的表现是大出血和休克,其次可出现因颈部肿胀和血肿形成导致的气道阻塞,神经症状包括同侧交感神经麻痹导致 Horner 综合征,症状为表现为同侧瞳孔缩小,上睑下垂及眼裂狭小,眼球内陷,患侧额部无汗。如同时损伤大静脉可形成动静脉瘘。

（2）颈部静脉损伤

颈静脉损伤可引起严重出血,但主要危险是发生空气栓塞,尤其是颈根部的静脉,其壁与颈部筋膜粘连,损伤后静脉腔不易塌陷,使空气进入静脉,加之患者恐惧、呼吸急促,使大量空气进入心脏,使心脏搏动停止,患者死亡。

（3）胸导管损伤

胸导管损伤患者突然发生气促、呼吸困难,甚至发绀,心率增快,脉搏变弱,血压降低等类似休克的症状,继而胸腔大量积液,穿刺抽液最初为血性液体,然后变为典型的乳白色乳糜液;穿刺抽液后,患者气促、呼吸困难缓解,但不久后症状又复发,需反复胸穿抽液。患者迅速消耗,进行性脱水、电解质紊乱、营养不良;最后造成全身衰竭而死

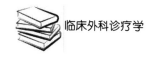

亡,也可因抵抗力低下而发生严重感染或败血症而死亡。

（4）喉和气管损伤

喉及气管损伤主要表现有呼吸困难,伤口有空气和泡沫样血液喷出,同时可伴有剧烈刺激性咳嗽,如血液进入气管可出现吸入性窒息。

（5）咽和食管损伤

常与喉、气管、血管损伤伴行,除有吞咽疼痛外常可见唾液、血液、食物、空气由破口溢出。

（6）颈部神经损伤

① 喉返神经损伤:单侧喉返神经损伤为一侧的外展肌及内收肌的瘫痪,声嘶及发声无力;双侧喉返神经损伤可有呼吸困难。

② 臂丛神经损伤:主要引起肩部和上臂肌肉瘫痪,表现为上臂下垂,不能外展、外旋,前臂不能屈曲和外转,腕和掌指关节不能背伸,上肢外侧麻木,感觉丧失。

③ 迷走神经损伤:一侧迷走神经损伤出现同侧声带瘫痪、声嘶、阵发性心动过速、心律失常。

④ 副神经损伤:副神经受损伤后,头部稍偏向健侧,患侧肩下垂,肩胛骨位置偏斜。

2.1.2.3　检查

通常可通过 CT 诊断,直接喉镜、纤维支气管镜、静脉穿刺、心脏穿刺可辅助诊断。

2.1.2.4　诊断

根据患者颈部外伤病史和临床表现,可做出初步诊断,可以根据病情做必要的辅助检查,以明确诊断或指导治疗。

2.1.2.5　治疗

急救处理原则首先是保持呼吸道通畅,其次是控制大出血,再根据受伤原因、伤情及其他情况进行不同的处理。

2.1.3　甲状腺疾病

甲状腺疾病主要是由自身免疫过程刺激导致甲状腺激素生成增多(甲状腺毒症)、腺体破坏导致甲状腺激素生成减少(甲状腺功能减低),或其他原因引起的甲状腺肿瘤组成的一类疾病的总称。包括甲状腺肿、甲状腺炎、甲状腺腺瘤、甲状腺癌、甲状腺功能亢进和甲状腺功能减低等。甲状腺的主要功能是合成、贮存和分泌甲状腺激素;甲状腺激素的主要作用是调节机体的能量代谢和物质代谢,促进人体的生长发育

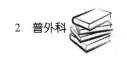

和组织分化等。甲状腺激素几乎影响了身体的每一个器官系统。

2.1.3.1 病因

甲状腺功能减低的病因有甲状腺功能衰退和垂体—下丘脑疾病导致的甲状激素分泌不足等;甲状腺激素分泌过量的病因包括碘过量、Graves 病、甲状腺炎、放疗、甲状腺肿、肿瘤、甲状腺激素抵抗等;甲状腺腺瘤的病因未明,可能与性别、遗传因素、射线照射、促甲状腺激素过度刺激、地方性甲状腺肿疾病有关。

2.1.3.2 临床表现

(1)甲状腺肿

甲状腺肿可分为散发性和地方性,通常表现为甲状腺两侧腺叶弥漫性增大,也可以是单侧为主,质软、无结节、无压痛,偶有震颤和血管杂音。肿大严重时可引起呼吸困难、声音嘶哑、吞咽困难等。结节性甲状腺肿可在甲状腺部位触及大小不等的多个结节,质地较硬。

(2)甲状腺炎

甲状腺炎分为急性、亚急性、慢性甲状腺炎。主要表现有甲状腺肿胀、有压痛,波及耳后及枕部等。

(3)甲状腺腺瘤

甲状腺腺瘤多发于女性,是甲状腺最常见的良性肿瘤,大部分患者无明显症状,体检时可发现甲状腺单发结节,呈圆形或椭圆形,质稍硬,边界清楚,表面光滑无压痛,偶有局部肿胀感。

(4)甲状腺癌

早期症状不明显,体检或 B 超检查可见单个或多个大小不等的质硬结节,晚期可表现为声音嘶哑、呼吸困难、霍纳综合征等。

(5)甲状腺功能亢进

临床表现为甲状腺肿大、双眼突出、性情急躁、失眠、多汗、食欲亢进、体重不增或减轻、心悸等。

2.1.3.3 检查

(1)促甲状腺激素

增高提示原发性甲状腺功能减退,异位促甲状腺激素瘤,垂体 TSH 瘤等;降低提示继发性甲状腺功能减退等。

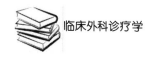

（2）血清总甲状腺素

增高提示甲状腺功能亢进、高甲状腺结核球蛋白血症、急性亚急性甲状腺炎等；降低提示甲状腺功能减退、低 TBG 血症、全垂体功能减退、下丘脑病变等。

（3）血清游离甲状腺素/血清游离三碘甲腺原氨酸

FT3 含量对鉴别诊断甲状腺功能是否正常、亢进或低下有重要意义，对甲状腺功能亢进诊断敏感，是诊断 T3 型甲状腺功能亢进特异性指标。血清游离甲状腺素可作为甲状腺抑制治疗的检测手段，常与 TSH 一起测定辅助临床诊断。

（4）血清总三碘甲腺原氨酸

增高提示甲状腺功能亢进、高 TBG 血症；降低提示甲状腺功能减退、严重感染、慢性消耗性疾病等。

（5）抗甲状腺球蛋白抗体

对 Graves 病的诊断及治疗后效果有一定价值，抗甲状腺球蛋白抗体的升高也是甲状腺肿瘤恶化的标志之一。

（6）甲状腺球蛋白

可用于甲状腺功能亢进疗效的观察和随访，以及甲状腺良恶性肿瘤的鉴别。

（7）血清学检查

甲状腺功能减低时血红蛋白及红细胞计数轻、中度降低，呈小细胞低色素性、正常细胞性或大细胞高色素性贫血。甲状腺功能亢进时白细胞计数偏低，淋巴细胞比率和绝对值及单核细胞增多。

2.1.3.4　诊断

详细询问病史，完善体格检查，有选择性的选择辅助检查，如甲状腺超声、X 线、核磁共振等，辅以生化检查以明确诊断。

2.1.3.5　治疗

治疗原则是去除病因和诱因，对症治疗，合理用药，根据病情选择手术治疗。

2.2　乳腺疾病

乳腺疾病是源于乳腺腺体、脂肪、淋巴、血管、乳头等乳腺相关组织的疾病。乳腺疾病包括乳腺炎症性疾病、乳腺良性病变、乳腺恶性肿瘤、先天发育异常及男性乳腺发育等。

2.2.1 乳腺癌

女性乳腺是由皮肤、纤维组织、乳腺腺体和脂肪组成的,乳腺癌是发生在乳腺腺上皮组织的恶性肿瘤。乳腺癌中99%发生在女性,男性仅占1%。

乳腺并不是维持人体生命活动的重要器官,原位乳腺癌并不致命;但由于乳腺癌细胞丧失了正常细胞的特性,细胞之间连接松散,容易脱落。癌细胞一旦脱落,游离的癌细胞可以随血液或淋巴液播散全身,形成转移,危及生命。目前乳腺癌已成为威胁女性身心健康的常见肿瘤。

全球乳腺癌发病率自20世纪70年代末开始一直呈上升趋势。美国8名妇女一生中就会有1人患乳腺癌。中国不是乳腺癌的高发国家,但不宜乐观,近年我国乳腺癌发病率的增长速度却高出高发国家1~2个百分点。据国家癌症中心和卫生部疾病预防控制局2012年公布的2009年乳腺癌发病数据显示:全国肿瘤登记地区乳腺癌发病率位居女性恶性肿瘤的第1位,女性乳腺癌发病率(粗率)全国合计为42.55/10万,城市为51.91/10万,农村为23.12/10万。

乳腺癌已成为当前社会的重大公共卫生问题。自20世纪90年代全球乳腺癌死亡率呈现出下降趋势;究其原因,一是乳腺癌筛查工作的开展,使早期病例的比例增加;二是乳腺癌综合治疗的开展,提高了疗效。乳腺癌已成为疗效最佳的实体肿瘤之一。

2.2.1.1 病因

乳腺癌的病因尚未完全清楚,研究发现乳腺癌的发病存在一定的规律性,具有乳腺癌高危因素的女性容易患乳腺癌。所谓高危因素是指与乳腺癌发病有关的各种危险因素,而大多数乳腺癌患者都具有的危险因素就称为乳腺癌的高危因素。据中国肿瘤登记年报显示:女性乳腺癌年龄别发病率0~24岁年龄段处较低水平,25岁后逐渐上升,50~54岁组达到高峰,55岁以后逐渐下降。乳腺癌家族史是乳腺癌发生的危险因素,所谓家族史是指一级亲属(母亲、女儿、姐妹)中有乳腺癌患者。近年发现乳腺腺体致密也成为乳腺癌的危险因素。乳腺癌的危险因素还有月经初潮早(<12岁),绝经迟(>55岁);未婚,未育,晚育,未哺乳;患乳腺良性疾病未及时诊治;经医院活检(活组织检查)证实患有乳腺非典型增生;胸部接受过高剂量放射线的照射;长期服用外源性雌激素;绝经后肥胖;长期过量饮酒;以及携带与乳腺癌相关的突变基因。需要解释的是乳腺癌的易感基因欧美国家做了大量研究,现已知的有 BRCA – 1、BRCA –

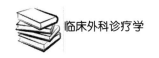

2,还有 p53、PTEN 等,与这些基因突变相关的乳腺癌称为遗传性乳腺癌,占全部乳腺癌的 5% ~10%。具有以上若干项高危因素的女性并不一定患乳腺癌,只能说其患乳腺癌的风险比正常人高,中国妇女乳腺癌的发病率还是低的。

2.2.1.2　临床表现

早期乳腺癌往往不具备典型的症状和体征,不易引起重视,常通过体检或乳腺癌筛查发现。以下为乳腺癌的典型体征。

（1）乳腺肿块

80% 的乳腺癌患者以乳腺肿块首诊。患者常无意中发现乳腺肿块,多为单发,质硬,边缘不规则,表面欠光滑。大多数乳腺癌为无痛性肿块,仅少数伴有不同程度的隐痛或刺痛。

（2）乳头溢液

非妊娠期从乳头流出血液、浆液、乳汁、脓液,或停止哺乳半年以上仍有乳汁流出者,称为乳头溢液。引起乳头溢液的原因很多,常见的疾病有导管内乳头状瘤、乳腺增生、乳腺导管扩张症和乳腺癌。单侧单孔的血性溢液应进一步检查,若伴有乳腺肿块更应重视。

（3）皮肤改变

乳腺癌引起皮肤改变可出现多种体征,最常见的是肿瘤侵犯了连接乳腺皮肤和深层胸肌筋膜的 Cooper 韧带,使其缩短并失去弹性,牵拉相应部位的皮肤,出现"酒窝征",即乳腺皮肤出现一个小凹陷,像小酒窝一样。若癌细胞阻塞了淋巴管,则会出现"橘皮样改变",即乳腺皮肤出现许多小点状凹陷,就像橘子皮一样。乳腺癌晚期,癌细胞沿淋巴管、腺管或纤维组织浸润到皮内并生长,在主癌灶周围的皮肤形成散在分布的质硬结节,即所谓"皮肤卫星结节"。

（4）乳头、乳晕异常

肿瘤位于或接近乳头深部,可引起乳头回缩。肿瘤距乳头较远,乳腺内的大导管受到侵犯而短缩时,也可引起乳头回缩或抬高。乳头湿疹样癌,即乳腺 Paget's 病,表现为乳头皮肤瘙痒、糜烂、破溃、结痂、脱屑、伴灼痛,以致乳头回缩。

（5）腋窝淋巴结肿

大医院收治的乳腺癌患者 1/3 以上有腋窝淋巴结转移。初期可出现同侧腋窝淋巴结肿大,肿大的淋巴结质硬、散在、可推动。随着病情发展,淋巴结逐渐融合,并与皮肤和周围组织粘连、固定。晚期可在锁骨上和对侧腋窝摸到转移的淋巴结。

2.2.1.3 检查

在乳腺门诊,医生了解了病史后首先会进行体检,检查双侧乳腺;还会结合影像学检查,包括乳腺X线摄影(乳腺钼靶照相)、彩超,必要时也可进行乳腺磁共振检查。乳腺X线摄影是近年来国际上推荐的乳腺癌筛查中的主要方法,可以发现临床查体摸不到肿块的乳腺癌,通常用于40岁以上的妇女,此年龄段妇女乳腺对射线不敏感,受到的放射损伤有限,且乳腺密度相对较低,乳腺X线片容易发现异常征象。乳腺彩超对人体没有损伤,对年轻女性、致密型乳腺均较理想。磁共振检查可以发现多灶、多中心的小病灶,也不失为一种早期诊断的影像学检查方法。最后确诊还将依据细胞病理学(在有条件的医院)和组织病理学诊断,在临床检查发现异常的基础上进行活检,可用穿刺的方法,也可用外科手术的方法,一旦发现癌细胞就马上采取治疗。若患者有乳头溢液,还可开展一些针对乳头溢液的检查方法,如乳管镜、乳腺导管造影、溢液细胞学涂片等。

2.2.1.4 诊断

乳腺癌的早期发现、早期诊断,是提高疗效的关键。应结合患者的临床表现及病史、体格检查、影像学检查、组织病理学和细胞病理学检查(在有条件的医院),进行乳腺癌的诊断与鉴别诊断。

多数患者是自己无意中发现乳腺肿块来医院就诊的,少数患者是通过定期体检或筛查被发现乳腺肿物或可疑病变。可触及肿块可采用针吸活检或手术切除活检明确诊断。若临床摸不到肿块是靠影像学检查发现可疑病变,可借助影像学检查定位进行活检,病理学检查是乳腺癌诊断是金标准。

乳腺位于人体表面,照理诊断并不困难,但就目前我国医院统计的资料来看,早期病例仍占少数,哪些原因延误了乳腺癌的早期诊断呢?

女性朋友对医学科普知识了解不够,对乳腺癌的临床特点尚不认识,日常生活中缺少对这一疾病的警惕性。

早期乳腺癌大多是无痛性肿物,身体可以无任何不适,既不影响生活,也不影响工作。

少数妇女受陈旧观念的束缚,思想守旧,羞于查体,不愿意去医院检查乳腺。

图一时的省事、方便,听信了个别人的无稽之谈,或过于迷信某个仪器的诊断,放松了警惕,不再进一步检查。

有些人读过一些肿瘤的书籍或受周围人的影响,患了恐癌症,害怕自己患乳腺癌

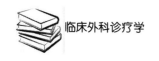

而不敢去医院检查,且不知身陷误区,患不患乳腺癌不取决于去不去医院。去看医生可以排除乳腺癌,解除心理压力,一旦确诊为乳腺癌,也是早期发现,能及时治疗。

生活节奏快,工作繁忙,一个个新问题的出现,忙于应对,顾不上自己的身体健康,即使有不适,也没时间去医院,随便对付一下。以上这些错误做法造成不少乳腺癌患者延误了早诊的时机。

2.2.1.5 治疗

随着对乳腺癌生物学行为认识的不断深入,以及治疗理念的转变与更新,乳腺癌的治疗进入了综合治疗时代,形成了乳腺癌局部治疗与全身治疗并重的治疗模式。医生会根据肿瘤的分期和患者的身体状况,酌情采用手术、放疗、化疗、内分泌治疗、生物靶向治疗及中医药辅助治疗等多种手段。外科手术在乳腺癌的诊断、分期和综合治疗中发挥着重要作用。放疗是利用放射线破坏癌细胞的生长、繁殖,达到控制和消灭癌细胞的作用。手术、放疗均属于局部治疗。化学治疗是一种应用抗癌药物抑制癌细胞分裂,破坏癌细胞的治疗方法,简称化疗。内分泌治疗是采用药物或去除内分泌腺体的方法来调节机体内分泌功能,减少内分泌激素的分泌量,从而达到治疗乳腺癌的目的。分子靶向治疗是近年来最为活跃的研究领域之一,与化疗药物相比,是具有多环节作用机制的新型抗肿瘤治疗药。中医治疗肿瘤强调调节与平衡的原则,恢复和增强机体内部的抗病能力,从而达到阴阳平衡治疗肿瘤的目的。化疗、内分泌治疗、靶向治疗及中医药治疗,均属于全身治疗。治疗过程中医生会兼顾病人的局部治疗和全身治疗,对早、中期乳腺癌患者争取治愈,对晚期患者延长寿命,提高生活质量。

乳腺癌的外科手术包括乳腺和腋窝淋巴结两部分。乳腺手术有保留乳房手术(保乳手术)和全乳房切除术。腋窝淋巴结手术有前哨淋巴结活检和腋窝淋巴结清扫。前哨淋巴结活检是只切除前哨淋巴结,经检测前哨淋巴结转移再进行腋窝淋巴结清扫,也有人称之为保腋窝手术。保乳手术有严格的手术适应证,目前还做不到所有的乳腺癌患者都能进行保乳手术。对不适合保乳手术的乳腺癌患者还需要切除乳房,医生可以采用整形外科技术重建乳房。乳房重建可采用自体组织重建,也可采用假体重建。可以在切除肿瘤手术的同时进行乳房重建,也可在治疗结束后,各项复查结果正常时进行重建。进行乳房重建不会影响乳腺癌的整体治疗。

2.2.1.6 预防

乳腺癌的病因尚不完全清楚,所以还没有确切的预防乳腺癌的方法。从流行病学调查分析,乳腺癌的预防可以考虑以下几个方面:

建立良好的生活方式,调整好生活节奏,保持心情舒畅。

坚持体育锻炼,积极参加社交活动,避免和减少精神、心理紧张因素,保持心态平和。

养成良好的饮食习惯。婴幼儿时期注意营养均衡,提倡母乳喂养;儿童发育期减少摄入过量的高蛋白和低纤维饮食;青春期不要大量摄入脂肪和动物蛋白,加强身体锻炼;绝经后控制总热量的摄入,避免肥胖。平时养成不过量摄入肉类、煎蛋、黄油、奶酪、甜食等饮食习惯,少食腌、熏、炸、烤食品,增加食用新鲜蔬菜、水果、维生素、胡萝卜素、橄榄油、鱼、豆类制品等。

积极治疗乳腺疾病。

不乱用外源性雌激素。

不长期过量饮酒。

在乳腺癌高危人群中开展药物性预防。美国国立癌症中心负责开展了三苯氧胺与雷洛昔芬等药物预防乳腺癌的探索性研究。

建议女性朋友了解一些乳腺疾病的科普知识,掌握乳腺自我检查方法,养成定期乳腺自查习惯,积极参加乳腺癌筛查,防患于未然。

2.2.2 乳腺囊肿

乳腺囊肿分为单纯囊肿(又称为乳腺囊性增生)及积乳囊肿。两者均为良性病变,被覆薄层上皮组织,囊内容物多为液体,B超表现为无回声结节。乳腺单纯囊肿主要是由于卵巢功能紊乱引起的良性病变。乳腺囊肿是由于患者卵巢功能紊乱,体内黄体酮分泌减少,雌激素分泌增多,导致乳腺上皮增生与脱落,引起乳腺小叶小管及末梢乳腺导管高度扩张与囊性变而形成的。临床上,乳腺单纯囊肿可有自限性,经过3年或更长时间后病变可以停止,但有时亦可继续进行,最终导致癌变,但概率很小。

2.2.2.1 病因

单纯囊肿在乳腺囊肿中最为多见。主要是由于内分泌紊乱引起导管上皮增生,致使导管延伸、迂曲、折叠,折叠处管壁因缺血而发生坏死,形成囊肿。积乳囊肿又称乳汁潴留样囊肿,较单纯囊肿少见,主要是由于泌乳期某一导管阻塞,引起乳汁淤积而形成囊肿。

2.2.2.2 临床表现

(1)单纯囊肿

单纯囊肿在乳腺囊肿中最为多见,主要是由于内分泌紊乱引起导管上皮增生,管

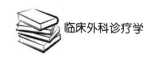

内细胞增多,致使导管延伸、迂曲、折叠,折叠处管壁因缺血而发生坏死,形成囊肿。

单纯的乳腺囊肿好发于中年女性,以圆形或卵圆形乳房肿块为主要症状,囊肿可单发,亦可多发。单发者肿块常迅速生长,易与乳腺癌相混淆,囊肿常可随月经周期而变化,并伴有经前乳房胀痛。为明确诊断,可行钼靶X线摄片、超声及针吸细胞学检查。如果经多次穿刺后仍无效,或经细胞学或组织学检查证实有上皮增生或乳头状瘤病者,则宜手术治疗。

(2)积乳囊肿

积乳囊肿又称乳汁潴留样囊肿,较单纯囊肿少见,主要是由于哺乳期某一导管阻塞,引起乳汁淤积而形成囊肿。积乳囊肿可见于乳房的任何部位,以发生于乳房深部者最为常见,常发生于妊娠哺乳期或哺乳期过后。

积乳囊肿临床上以乳房肿块为主要症状,肿块多为圆形或卵圆形,表面光滑,有囊性感,边界清楚,活动度大,与皮肤无粘连。继发感染时,可见局部红肿热痛等炎症反应,同侧腋窝可触及肿大淋巴结。囊肿较大,病史较长,反复发生感染者,宜手术将囊肿切除。

2.2.2.3 检查

(1)乳腺触诊

检查触到边界清楚、活动度好、表面光滑的肿物,应注意乳腺囊肿的可能。

(2)乳腺超声检查及乳腺钼靶检查

乳腺超声对诊断有较大帮助,对于厚壁囊肿、壁不均匀或壁上可见突起应考虑恶变可能,乳腺钼靶检查可发现一些已恶变(伴簇状或点状钙化)的囊性病变。

2.2.2.4 诊断

根据临床表现及检查结果可以诊断。

2.2.2.5 治疗

(1)一般治疗

多数乳腺囊肿无须手术治疗,临床以随诊观察为主。此外,部分恶性肿瘤,如乳腺黏液癌以囊肿为主要表现,因此乳腺囊肿如出现囊壁增厚、囊壁赘生物等表现,可考虑切除、活检以明确诊断。

(2)手术治疗

需行切除时,应注意完整切除乳腺囊肿。如为恶性病变,应按照乳腺癌原则治疗。

2.2.2.6 预防

针对乳腺积乳囊肿,哺乳期应促进乳汁排出,避免急性乳腺炎发生,减少积乳囊肿发生率。

2.2.3 乳房脓肿

当感染原经乳头侵入乳房组织,使乳腺管发生感染,形成一个化脓的组织感染区,就是乳房脓肿。

2.2.3.1 治疗遵循原则

一般处理患乳停止哺乳,用吸乳器吸净乳汁;热敷或理疗,有利于早期炎症消散。

局部外敷用25% MgSO₄湿敷,或采用中药蒲公英外敷。

全身抗生素应用对革兰阳性球菌的有效药物,如青霉素、头孢菌素等。

脓肿形成后及时切开引流。

2.2.3.2 症状

随着感染原的增殖,在乳房内会形成一个发红、有触痛的肿块,受影响的乳房一侧的腋窝腺体及锁骨上肿大的淋巴结也会发生触痛,发热症状。给婴儿哺乳的女性容易发生这种疾病。

2.2.3.3 宜与忌

给自己孩子哺乳的母亲,要在两次哺乳之间使乳头保持清洁、干燥,防止乳头受衣物刺激,不让孩子"咬啮"乳头,乳房脓肿的发病率会降低。

在感染消除之前,不要用有肿块的乳房来哺乳。轻轻按摩受感染的乳房,将乳汁挤出,防止乳房发胀。

2.2.3.4 名家妙方

炙黄芪12克,银花、当归各9克,甘草3克。水煎服,治乳腺溃烂,日久不愈。

脓疮草适量,煎水洗患处,或捣成泥状外敷。

黄花草适量,雄黄15克,蒲公英60克,夏枯草15克,捣烂敷患乳上;或用水一碗半煎至半碗服,每天1剂。

2.2.3.5 中药治疗

乳房肿胀疼痛,皮肤微红,乳汁不畅,伴有恶寒发热、头痛、胸闷、舌苔薄黄、脉弦数。可服牛黄解毒丸、银翘解毒丸合四逆散或柴胡疏肝丸等。外敷金黄膏、玉露膏。

寒热持续,乳部红肿弥漫,疼痛剧烈。继则肿块中央变软,按之有波动感。舌苔黄

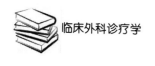

厚,脉象弦数。可服乳疮丸、连翘败毒丸、清胃黄连丸等。外敷金黄膏、三黄膏。

脓肿破溃,排出脓液,热退身凉,肿消痛减,残有创面。面色少华,舌红苔薄白,脉沉细。可用八珍丸或人参养荣丸,与四炒丸合服。外敷祛腐生肌散、生肌玉红膏。

2.2.3.6 西药治疗

服用抗生素药物来对抗感染。

服用阿司匹林米缓解疼痛及发热。

有时候,抗生素也无法治愈这种疾病,医生必须将脓肿引流出来。

局部热敷,如用 25% 硫酸镁湿热敷,每次 20～30 分钟。

2.2.3.7 穴位按摩

经常按摩刺激手指肝穴、肾穴,手背的胸腹区、合谷穴。以及按摩脚部的关胸、生殖腺、淋巴部位。

2.2.3.8 食疗

干黄花菜 30 克,瘦猪肉 200 克。黄花菜洗净炖猪肉,放盐少许,较淡食之。适于急性炎症胀痛,有清热消炎作用。

鲜黄花菜根 100 克,猪蹄 2 个。将菜根洗净,与猪蹄共入锅煮熟,淡吃。适于乳腺炎早期,乳汁不通。

猪蹄 1 只,黄芪 25 克,炖熟后不加佐料食之,每日 1 次。用于乳腺炎初期末成脓者。

乳鸽 1 只,黄芪 30 克,枸杞子 30 克。将乳鸽洗净,黄芪、枸杞子用纱布包好与乳鸽同炖,熟后去药渣,吃鸽肉饮汤。用于乳腺炎溃破后康复期。

粳米 100 克,蒲公英 50 克。将蒲公英煎水取汁,加粳米煮粥,每日分服。用于乳腺炎溃破后脓尽余热未清者。

芒硝 60 克,蜂蜜适量,调成糊状,敷患乳上,每日 1 次,连用 3～5 天。

葱白 20 根,鸡蛋清 1 只,白糖 15 克。葱白捣烂加蜂蜜、白糖,加热烊化后,趁热敷患乳上,以不烫伤皮肤为度,连用数日。

五倍子 30 克,研末加醋适量,调成糊状,敷患乳上,外用纱布固定,每日 1 次。

2.2.3.9 乳腺炎

初期乳腺炎患者乳房肿胀疼痛,患处出现压痛性硬块,表面皮肤红热,同时可出现发热等全身症状。

乳腺炎症继续发展,则上述症状加重,此时,疼痛呈搏动性,患者可有寒战、高热、脉搏加快等。乳腺炎患侧腋窝淋巴结常肿大,并有压痛。

白细胞计数明显增高及核左移,炎症肿块常在数日内软化形成脓肿,表浅的脓肿可触及波动,深部的脓肿需穿刺才能确定。

深部脓肿除缓慢向外破溃外,也可向深部穿至乳房与胸肌间的疏松组织中,形成乳房后脓肿。

乳房脓肿可以是单房性的,也可因未及时引流而扩展为多房性的,或自外穿破皮肤,或脓肿破溃入乳管形成乳头溢脓,同一乳房也可同时存在数个病灶而形成多个脓肿。

严重急性乳腺炎可导致乳房组织大块坏死,甚至并发败血症。

2.2.4 乳腺纤维瘤

乳腺纤维腺瘤是由腺上皮和纤维组织两种成分混合组成的良性肿瘤,好发于青年女性,与患者体内性激素水平失衡有关。对本病的认识还有腺纤维瘤、腺瘤之称,是由于构成肿瘤的纤维成分和腺上皮增生程度的不同所致。当肿瘤构成以腺上皮增生为主,而纤维成分较少时称为纤维腺瘤;若纤维组织在肿瘤中占多数,腺管成分较少时,称为腺纤维瘤;肿瘤组织由大量腺管成分组成时,则称为腺瘤。上述三种分类只是病理形态学方面的差异,其临床表现、治疗及预后并无不同,故统称为纤维腺瘤。乳腺纤维腺瘤好发于乳房外上象限,呈圆形或卵圆形,临床多见 1 ~ 3cm,生长缓慢,妊娠或哺乳期时可急骤增长。极少数青春期发生的纤维腺瘤可在短时间内迅速增大,直径可达 8 ~ 10cm,称为巨大纤维腺瘤,仍属良性肿瘤。纤维腺瘤恶变成纤维肉瘤或乳腺癌者极少见,不到 1% 。

2.2.4.1 病因

卵巢功能旺盛,雌激素水平过高,调节失衡,加之患者对雌激素反应敏感,在雌激素的长期刺激下,引起乳腺腺上皮组织和纤维组织过度增生,结构紊乱,形成肿瘤。由于乳腺纤维腺瘤与性激素分泌旺盛有关,故此多发生在青年女性,月经来潮前或绝经后妇女少见。

2.2.4.2 临床表现

主要为乳房无痛性肿块,很少伴有乳房疼痛或乳头溢液。肿块往往是无意中、洗澡时,或体检中被发现。单发肿块居多,亦可多发,也可两侧乳房同时或先后触及肿块。多为圆形或椭圆形,直径常为 1 ~ 3cm,亦有更小或更大者,偶可见巨大者。境界清楚,边缘整齐,表面光滑,富有弹性,无压痛,活动度较大,与皮肤无粘连。

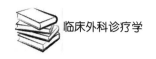

2.2.4.3　检查

（1）彩超

能显示乳房各层次结构及肿块形态、大小及回声状况。乳腺纤维腺瘤彩超多为圆形、卵圆形均匀低回声肿物，多可见光滑清晰的包膜回声，肿块后方回声正常或轻微增强，可见侧方声影，肿块内可见伴声影的粗大钙化。彩色多普勒显示肿块内多无血流信号或见少量血流信号，RI＜0.7。

（2）乳腺 X 线摄影

青春期女孩，致密型乳腺，不适宜进行乳腺 X 线摄影。中年及以上妇女乳腺 X 线片纤维腺瘤表现为圆形、卵圆形肿块，也可呈分叶状，直径多为 1～3cm，边缘光滑清楚，与等体积的正常腺体比较，肿块呈等或稍高密度，周围可有低密度晕环。部分病灶内可见钙化，钙化多位于肿块中心或边缘，多呈粗颗粒状、树枝状或斑点状，也可相互融合成大块状，占据肿块大部或全部，与乳腺癌的成簇沙粒样钙化灶不同。

（3）乳腺病灶活检

根据病史、体检或影像学检查难以鉴别的乳腺肿块，可采取穿刺或手术切除的方法，进行组织病理学检查，明确诊断。

2.2.4.4　诊断

乳房位于体表，典型的乳腺纤维腺瘤相对容易诊断。青少年女性，无意中或体检中发现乳房无痛性肿块 1～3cm，圆形或卵圆形，与周围无粘连，活动度大，触诊有滑脱感；生长缓慢，与月经周期无关；临床可考虑为乳腺纤维腺瘤。但对于妊娠后，特别是绝经后妇女，乳房发现无痛性肿块，要提高警惕，不要轻易诊断乳腺纤维腺瘤，应借助影像学检查鉴别诊断，必要时需依据病理组织学检查确诊。

2.2.4.5　治疗

（1）密切观察、定期随诊

乳腺纤维腺瘤是常见的良性肿瘤，极少恶变。发展缓慢，没有症状，不影响生活和工作，可以密切观察定期随诊。

（2）外科手术切除

① 观察过程中，如乳房自查或去医院检查，发现纤维腺瘤有增大倾向，或彩超原显示肿块内无血流信号现可见大量血流信号，应手术切除。

② 乳腺纤维瘤患者，准备怀孕之前，应进行纤维腺瘤切除术。原因：乳腺纤维腺瘤的发生与雌激素水平升高有关，妊娠、哺乳期，随着体内激素水平的变化，可导致肿

瘤体积迅速增大。妊娠期乳腺不宜进行手术及有创性检查,哺乳期亦不适合手术。

③ 青少年巨大纤维腺瘤(幼年性纤维腺瘤),因肿瘤生长快,体积大,对正常乳腺组织产生挤压,应考虑手术切除,手术不会对以后的妊娠、哺乳产生不良影响。

④ 有乳腺癌家族史者可考虑手术切除。

(3)乳腺微创旋切手术

选择乳腺纤维腺瘤诊断明确者(不适宜乳腺癌的治疗)。利用真空辅助旋切设备,在乳腺超声引导下,一次进针多次切割将肿瘤切除。切口仅 0.3 cm,恢复快,美学效果好。纤维腺瘤完整切除后很少复发,但可再发。

2.2.4.6 预防

建立良好的生活饮食习惯,避免和减少心理紧张因素,保持心情舒畅。控制高脂肪、高热量饮食的摄入,不乱服用外源性雌激素。掌握乳房自我检查方法,养成每月一次的乳房自查习惯,若发现原因不明的乳腺结节,应及时去医院诊断。积极参加乳腺癌筛查。

2.3 周围血管疾病

2.3.1 周围血管疾病

周围血管疾病是指发生在肢体血管的疾病总称,根据病变累及血管可分为动脉疾病和静脉疾病。主要由相关基础疾病或不良生活习惯等所致,主要临床表现包括肢体肿胀、肢体疼痛及间歇性跛行,目前大多数周围血管疾病诊断的金标准是血管造影,以手术治疗为主,症状轻微者可采用一般治疗和药物治疗等。

2.3.1.1 病因

年龄:随着年龄的增长,静脉血栓形成等血管疾病的发病概率不断上升。

生活习惯:长期站立或座位,更容易引起下肢静脉功能不全,长期卧床或有行动障碍患者易形成下肢深静脉血栓。

吸烟:吸烟可以破坏动脉内皮,促进局部炎症反应,从而激活血管内凝血机制,导致血管痉挛、血栓形成等;另外吸烟还可能引起血脂异常,加速动脉硬化的发展过程。

动脉疾病:动脉硬化可引起血栓导致血管闭塞,少数情况下,动脉硬化可以导致动脉壁受损变得薄弱,形成动脉瘤。

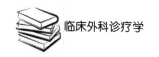

其他:高血压、糖尿病等均可导致周围血管疾病。

2.3.1.2 临床表现

（1）症状

① 肢体肿胀:肢体静脉回流障碍性疾病可出现肢体肿胀,多为单侧,平卧或抬高患肢后肿胀可减轻。

② 肢体疼痛:静脉回流障碍性疾病可因血流瘀滞而导致肢体沉重、胀痛,活动后加重,休息或肢体抬高后好转;动脉缺血性疾病可导致肢体末端疼痛,严重时静息状态即可出现,活动或肢体抬高后加重,休息后可缓解。

（2）体征

① 间歇性跛行:间歇性跛行是典型的表现,动脉缺血的患者可出现活动后肢体乏力、疼痛,停下休息后可缓解,再活动一段时间后又出现相似的症状。

② 皮肤温度及颜色:慢性肢体动脉闭塞性疾病患者,肢体皮肤冰冷,色苍白或青紫,发生坏疽时皮肤呈现黑青色。

③ 结节红斑:血栓闭塞性脉管炎患者皮肤可出现红色的硬结、斑块,伴有灼热和压痛。

④ 静脉曲张:静脉疾病患者可有表浅静脉显露或曲张,如伴有血栓性浅静脉炎会有压痛等表现。

2.3.1.3 检查

（1）实验室检查

可有凝血功能异常,伴有糖尿病的患者有血糖的升高。

（2）影像学检查

① 超声:可以作为大部分周围血管疾病的初步诊断辅助检查,具有简便、无创等优点。

② 血管造影:是有创性的检查,目前是大多数周围血管疾病诊断的金标准。

③ CT 或磁共振:无创性检查,一般与血管造影联合使用,可提供较为直观的信息。

2.3.1.4 诊断

根据典型的症状和体征,可以初步建立血管疾病的诊断,结合超声、血管造影、CT或磁共振等辅助检查来确定本病的诊断。

2.3.1.5 治疗

（1）一般治疗

主要是生活习惯的改变，包括戒烟、避免久坐或长时间站立、低盐低脂饮食。

（2）药物治疗

深静脉血栓患者需要规律服用抗凝药物，肢体肿胀患者可配合服用促进静脉回流的药物；动脉疾病患者除了规律服用治疗基础疾病的药物外，还可服用抗血小板聚集药物、血管扩张药物以缓解缺血症状。

（3）手术治疗

大部分周围血管疾病需要手术治疗，可分为开放手术和腔内手术，开放手术的创伤及手术风险更大，术后恢复慢，腔内手术创伤小、恢复快，目前应用广泛。

（4）其他治疗

① 压迫治疗：静脉疾病患者可穿着带有压力梯度的弹力袜。

② 功能锻炼：动脉疾病患者可进行适当的功能锻炼，主要以行走为主，每次行走至缺血症状出现后休息，症状好转后再恢复行走。

2.3.2 下肢静脉曲张

单纯性下肢浅静脉曲张指病变仅局限于下肢浅静脉者，其病变范围包括大隐静脉、小隐静脉及其分支，绝大多数病人都发生在大隐静脉，临床诊断为大隐静脉曲张。病变的浅静脉表现为伸长、扩张和蜿蜒屈曲，多发生于持久从事站立工作和体力劳动的人群。单纯性下肢浅静脉曲张病情一般较轻，手术治疗常可获得较好的效果。

2.3.2.1 病因

多由于浅静脉第一对瓣膜（股隐静脉瓣膜）关闭不全导致的浅静脉血流反流，增加下肢静脉压力引起。其次，先天性的静脉壁薄弱也是重要原因，患者常合并有周身或局限性的静脉壁缺陷，在静脉压力增加的情况下，便产生静脉的迂曲、扩张。最后，长期站立、肥胖和腹腔压力等因素因可增加静脉压力均会增加静脉曲张发展发生的可能。

2.3.2.2 临床表现

发病早期，多为下肢酸胀不适及钝痛感，同时有肢体沉重感，易乏力。多在久站后上述感觉加重，通过平卧、肢体抬高则可缓解。病变中后期，静脉壁受损、静脉隆起、扩张、迂曲，呈蚯蚓样外观，以小腿内侧大隐静脉走行区明显。病程长者，肢体皮肤则出现营养性改变，如脱屑、瘙痒、色素沉着等，甚至形成湿疹及溃疡。随着病情的演变，可

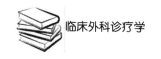

以伴随血管走行的疼痛、下肢肿胀、瘀积性皮炎、浅静脉血栓等症状。

2.3.2.3 诊断

下肢浅静脉曲张具有明显的形态特征,通过一般体格检查即可以明确诊断。站立后,下肢浅静脉突起,即提示静脉曲张的可能。若要进一步全面了解病情,则需进一步进行详细体格检查,了解静脉瓣膜功能情况及深静脉通畅情况,必要时需进行静脉超声或造影检查。重点应与深静脉血栓后遗症导致的静脉曲张相鉴别,后者有深静脉血栓病史,下肢多有明显肿胀的表现。如下肢有靴区溃疡、重度皮炎等,需要注意交通静脉有无受累。

2.3.2.4 治疗

(1)传统手术治疗

① 大隐静脉曲张的治疗以高位结扎和剥脱为主。

② 大隐静脉功能不全而交通支及深静脉正常者,可作高位结扎,切断大隐静脉及其属支。

③ 大隐静脉瓣膜功能不全兼有交通支瓣膜功能不全者,除作上述手术外,尚应将不正常的交通支分别结扎和切断,或作大隐静脉剥脱术。

④ 如小隐静脉进入腘静脉处有反流现象者,可将其入口段结扎切除,远侧段行剥脱术或注射硬化剂。

(2)可穿着弹力袜治疗的情况

① 全身性疾病,如活动性肝炎、进行性肺结核、未控制的糖尿病、重症心脏病或肾脏疾病等。

② 局部疾病,如深部静脉阻塞、骨盆内或腹腔内肿瘤,急性静脉炎以及小腿溃疡并发蜂窝组织炎等。

③ 妊娠期内、年龄过高、继发于动静脉瘘等的患者。

(3)微创治疗

传统手术方法具根治性,但存在手术切口多、有创伤、需时间恢复、影响美观等缺点,因此,十余年来涌现出一大批治创伤小的新方法,比如:硬化剂、激光闭合、射频消融、冷光源透光旋切、微波治疗及导管电凝等,均取得了不错的效果,为患者提供更多贴合个体化诉求的选择。

① 注射硬化剂治疗:

原理:硬化剂与静脉内皮接触,导致血管内局部炎性粘连,使充盈的静脉闭塞。常用硬化剂有5%鱼肝油酸钠、5%油酸－乙醇钠、1%～3%硫酸十四烷基钠。适用于范围较小的局限性静脉曲张,或仅系交通支瓣膜功能不全,或术后遗留的部分曲张静脉,或术后局部复发者,适用硬化剂注射疗法。

操作方法:患者站立,使曲张静脉充盈,在预定注射的部位,用针头斜面短的注射针刺入血管内,然后嘱患者平卧,将患肢徐徐抬高,注意固定好针头不使移动,待曲张静脉内的血液完全驱出后,用手指紧压该段静脉的上下端,再缓慢地注入硬化剂,继之在注射处用纱布加以按摩,然后自足趾至膝部缠以弹性绷带2～3周。注射后嘱患者照常行走。

② 静脉腔内激光闭合术:

原理:激光纤维置入浅静脉主干腔内,末端接触静脉壁及血液,产生光热作用,一方面引起静脉内壁损伤,结构破坏,另一方面引起局部血栓形成,从而导致静脉纤维化以及血栓栓塞,进而导致静脉闭合。

适用情况:适用于轻中度曲张,对于严重静脉曲张效果欠佳(有学者建议以静脉曲张直径8mm为界)。

主要步骤:内踝上方穿刺静脉,置入鞘管,置入导管头端于隐股交汇处下方,将激光光纤通过导管置入适当位置,后撤管线路光纤头端,设置激光处于连续发射状态,缓慢回撤光纤和导管,在穿刺处前停止激光发射。

③ 静脉腔内射频闭合术:

原理:基本同激光闭合术,本方法通过射频方法产生热能,进而导致静脉壁内蛋白纤维发生热凝固、结构破坏,进而纤维化、变性、挛缩。

适用范围及操作步骤基本同激光闭合术。

特点:热能穿透距离比激光短,热能衰退速度比激光快,因此能大幅避免因高温导致的副损伤,如神经损伤、静脉破裂等。

注意:体内有心脏起搏器等植入设备的患者,应谨慎使用该方法。

2.3.2.5　预防

此病有遗传倾向,一般在30岁左右发病,因此在儿童和青少年时期应勤于运动,增强体质,有助于防治。

肥胖的人应该减肥,肥胖虽不是直接原因,但过重的分量压在腿上可能会造成腿部静脉回流不畅,使静脉扩张加重。

长期从事重体力劳动和长期站立工作的人,最好穿弹力袜套。

妇女经期和孕期等特殊时期要给腿部特殊的关照,多休息,要经常按摩腿部,帮助

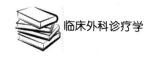

血液循环,避免静脉曲张。

戒烟,因吸烟能使血液黏滞度改变,血液变黏稠,易淤积。口服避孕药也有类似作用,应尽力少服用。

抬高腿部和穿弹力袜:抬高双腿使体位改变,帮助静脉血液回流。弹力袜要选择弹性较高的袜子(医用),在每日下床之前,将双腿举高慢慢套入。弹力袜的压力能改善且预防下肢静脉曲张。

每天坚持一定时间的行走,行走可以发挥小腿肌肉的"肌泵"作用,防止血液倒流的压力。

3　新生儿外科

3.1　食道闭锁

食管闭锁及食管气管瘘在新生儿期并不罕见,小儿出生后即出现唾液增多,不断从口腔外溢,频吐白沫。

3.1.1　概述

3.1.1.1　疾病描述

食管闭锁及食管气管瘘在新生儿期并不罕见,根据国内统计,其发生率为 2000 ~ 4500 个新生儿中有 1 例,与国外发病率近似。占消化道发育畸形的第 3 位,仅次于肛门直肠畸形和先天性巨结肠。男孩发病率略高于女孩。过去患本病小儿多在生后数天内死亡,近年来由于小儿外科的发展,手术治疗成功率日见增高。

3.1.1.2　症状体征

由于食管闭锁胎儿不能吞咽羊水,母亲常有羊水过多史,占 19% ~ 90%。小儿出生后即出现唾液增多,不断从口腔外溢,频吐白沫。由于咽部充满黏稠分泌物,呼吸时咽部可有呼噜声,呼吸不畅。常在第 1 次喂奶或喂水时,咽下几口即开始呕吐,因食管与胃不连接,多呈非喷射状。因乳汁吸入后充满盲袋,经喉反流入气管,引起呛咳及青紫,甚至窒息,呼吸停止,但在迅速清除呕吐物后症状即消失。此后每次喂奶均有同样症状发生。无气管瘘者腹部呈舟状,有气管瘘者因大量空气进入胃内,腹胀较明显。最初几天排胎便,但以后仅有肠分泌液排出,很快发生脱水和消瘦。很易继发吸入性肺炎,常侵犯右上叶,可出现发热、气促、呼吸困难等症状。如得不到早期诊断和治疗,多数病例在 3 ~ 5 天内死亡。

3.1.1.3　疾病病因

胚胎初期食管与气管均由原始前肠发生,二者共同一管。在 5 ~ 6 周时由中胚层生长一纵嵴,将食管气管分隔,腹侧为气管,背侧为食管。食管经过一个实变阶段,由

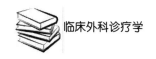

管内上皮细胞繁殖增生,使食管闭塞。以后管内出现空泡,互相融合,将食管再行贯通成空心管。若胚胎在前 8 周内发育不正常,分隔、空化不全可引起不同类型的畸形。有人认为与血管异常有关,前肠血流供应减少,可致闭锁。高龄产妇、低体重儿易于发生,1/3 为早产儿。

3.1.1.4 病理生理

食管闭锁常与食管气管瘘同时存在,约占 90%,极少数病例无瘘管,可分为 5 个类型。

Ⅰ型食管上下两段不连接,各成盲端,两段间的距离长短不等,同气管不相通连,无食管气管瘘。可发生于食管的任何部位,一般食管上段常位于 T3～T4 水平,下段盲端多在膈上。此型较少见,占 4%～8%。

Ⅱ型食管上段与气管相通,形成食管气管瘘,下段呈盲端,两段距离较远。此型更少见,占 0.5%～1%。

Ⅲ型食管上段为盲管,下段与气管相通,其相通点一般多在气管分叉处或其稍上处。两段间的距离超过 2cm 者称 A 型,不到 1cm 者称 B 型。此型最多见,占 85%～90% 或以上。

Ⅳ型食管上下段分别与气管相通连。也是极少见的一种类型,占 1%。

Ⅴ型无食管闭锁,但有瘘与气管相通,又称 H 型,为单纯食管气管瘘,占 2%～5%。由于以上不同病理情况,小儿口腔分泌液或乳液积聚在食管上段盲袋内,均可回流至咽部,被吸入呼吸道。食管与气管有瘘者可直接流入气管。食管下段与气管相通,胃液可反流入气管。最后均可引起吸入性肺炎。食管闭锁也常同时合并其他畸形,约占 50%,第Ⅰ型最易发生。以先天性心脏病、肠闭锁、肛门闭锁最常见,其次为生殖泌尿系、肌肉骨骼系统、颜面(兔唇、腭裂)、中枢神经系统畸形。以上畸形有的也是危及生命或需紧急手术者。

3.1.1.5 并发症状

早期预防、早期诊断并精心治疗是减少术后并发症的先决条件。并发症主要是吻合口瘘、狭窄、瘘复发,尤其应注意吻合口瘘的防治,因它是术后最常见和最危险的并发症。常见的并发症:

肺炎。

气胸。

食管穿孔,常因食管吻合口感染破溃穿孔。

胸腔积液或化脓性胸膜炎,需行闭式引流。

食管吻合口及胃、肠瘘。

食管气管瘘复发,术后有以下症状时应疑为瘘的复发:进食后咳嗽、窒息及发绀,唾液增多;吞咽困难合并腹胀,反复发作性肺炎,全身情况每况愈下,体重不增。

吻合口狭窄,预防方法可在术后早期(10～14 天)开始扩张食管,或局部注射激素。

远期合并症,如气管软化、胃食管反流性疾病、支气管炎及体力智力低下、胸部畸形和乳房不对称等均与发育畸形有关。肺功能异常发生率较高,是继发于反复发作的胃食管反流所致。Filler 和 Schuartz 均采用主动脉固定术,即将主动脉弓水平部缝合固定于胸骨后,治疗因本病术后发生气管软化、呼吸困难的患儿,迄今报告大部分病例获得了成功。

3.1.1.6 流行病学

1933—1955 年出生的 12193 名婴儿中有 6 例食管闭锁,发生率 1∶2000(0.5‰)。一般认为,我国食管闭锁合并食管气管瘘发病率 1∶(2500～4000)。英国利物浦医院 1967—1975 年间 98065 次出生中发生 30 例,发生率 0.3‰;1990 年英国资料报道为 0.22‰～0.3‰。1976 年和 1986 年美国学者统计为 0.16%～0.33%。也有文献报告食管闭锁发病率仅次于肛门直肠畸形和先天性巨结肠,占消化道发育畸形的第 3 位。男婴高于女婴。Coran 总结了 1977—1982 年间治疗的 46 例伴或不伴气管食管瘘的食管闭锁,其中女婴 22 例,早产儿 14 例。伴有远端气管食管瘘的近端食管闭锁 40 例,无气管食管瘘的食管闭锁 4 例,单纯气管食管瘘 2 例。46 例中伴其他畸形 20 例,分别为肛门闭锁 3 例,肾发育不全、Down 综合征、十二指肠闭锁、Vater 综合征及旋转不良各 2 例,动脉导管未闭、完全型肺静脉畸形引流、唇裂、左主动脉弓、室间隔缺损、胃窦蹼、幽门狭窄和小头畸形各 1 例。Holder 综述 3349 例食管闭锁病例,发现约 1/3 有两系统同时畸形。其中合并心血管系统畸形 609 例、胃肠道畸形 606 例、泌尿生殖系畸形 256 例。我国邵令方尸检 1 例本病死婴,发现同时存在心血管、消化、泌尿生殖系统畸形多达 6 处。

3.1.2 诊断与治疗

3.1.2.1 诊断检查

诊断:凡新生儿有口吐白沫、生后每次喂奶后均发生呕吐或呛咳、青紫等现象,再加以母亲有羊水过多史或伴发其他先天畸形,都应考虑有先天性食管闭锁的可能。腹

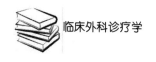

部平软表示无瘘管存在。上段有瘘管多出现奶后呛咳、呼吸困难等症状。下部有瘘管则出现腹胀。进一步明确诊断,简易方法可从鼻孔插入 8 号导尿管,插入到 8 ~ 12cm 时,常因受阻而折回,正常小儿可顺利无阻通入胃内。但应注意有时导管较细可卷曲在食管盲端内,造成入胃假象。检查有无瘘管,可将导尿管外端置于水盆内,将导管在食管内上下移动,当尖端达到瘘管水平,盆内可见水泡涌出,患儿哭闹或咳嗽时水泡更多,根据插入导管长度也可测定瘘管位置。如有条件可拍 X 线平片,观察导尿管插入受阻情况,同时了解盲端高度,一般在胸椎 4 ~ 5 水平。Ⅰ 型、Ⅱ 型胃肠内不充气。Ⅲ型或Ⅳ型、Ⅴ型空气由瘘管入胃,可见胃肠充气。经导尿管注入碘油 1 ~ 2ml 做碘油造影可检查有无瘘管,一般不做常规检查,忌用钡剂,因有增加吸入性肺炎的危险。有人用食管镜或气管镜直接观察,或在气管镜内滴入亚甲蓝,观察食管内有无亚甲蓝流入。应尽量争取在尚未继发肺炎时明确诊断。同时注意检查有无肺炎及其他脏器畸形(心脏、消化、泌尿)。

(1)实验室检查

目前尚无相关资料。

(2)其他辅助检查

① X 线及内镜检查:X 线检查简便、准确,对本病有决定性的诊断意义。应先行胸腹部常规透视或摄片。如腹部无气体则为食管闭锁的特征;如有食管气管瘘,胃及肠内均可有气体积聚。所以,腹腔内有气体也不能完全除外食管闭锁。如果新生儿发生肺炎合并肺不张,特别是右上叶肺不张,多为Ⅲ型食管闭锁,此时胃肠道内可有大量气体。胸部正位片显示闭锁近端充气,插入胃管则见其通过受阻并折回。侧位片显示充气的盲端向前对气管形成浅弧形压迹。碘油造影有引起吸入肺炎的可能,常无必要。钡餐检查应属禁忌。

② 有些学者利用内镜诊断本病,为便于发现瘘管,先从气管滴入少量亚甲蓝,再从食管镜中观察蓝色出现的部位;或先吞服少许亚甲蓝,再用纤维支气管镜从气管支气管中寻找蓝色出现的部位以确定瘘管及其位置。Cudmore 报道用高压消毒的微粒化硫酸钡的甲基纤维素混悬液造影,是相当安全的。此外,还可用活动荧光摄影法诊断原发或复发性气管食管瘘,脐动脉造影以确诊合并右位主动脉弓和 CT 等检查法。值得注意的是,检查前应吸尽盲端内黏液,并随时准备给氧、吸"痰"和保暖。

3.1.2.2 治疗方案

必须明确先天性食管闭锁是危及生命的严重畸形,应早期手术治疗。1670 年,Durston 首次描述了先天性食管闭锁,当时人们只注意食管发育异常的胚胎学和病理

学,直至 1869 年 Holmes 才开始试验性治疗。由认识到首次矫治成功经历了约 250
年,即 1939 年美国 Ladd 和 Leven 分别发表了 2 例经前胸皮管成型术重建食管的分期
治疗的成功报告。嗣后 Haight 为食管闭锁患儿成功地完成了一期食管吻合术,从此
为外科学治疗这种先天性畸形确立了信心。

(1)术前准备

凡疑及本症者,应禁食、吸痰或黏液、给氧、保温、保湿、纠正脱水,以及应用血液制
品和抗生素等。一般情况的改善,有利于手术及其预后。病情严重的指征常有:低体
重儿,伴严重畸形、合并严重肺炎、食管上下端间距离过大或食管下端异常细小、手术
时发现食管组织异常脆弱或血运欠佳等。这时可行缓期或分期手术,存活率将有明显
提高。术前近期亟须解决的关键问题是肺炎,它是咽部积存物吸入和胃液反流入气管
支气管树的结果。术前患者应始终保持于垂直位即采用半座位。Bar－Maor 认为术
前静脉使用西咪替丁可降低反流胃液的酸度,并认为持续用至吻合口愈合为止。术前
尽量不用人工呼吸机,因可造成气体经瘘管进入胃肠道,发生腹胀、横膈上升甚至胃穿
孔。但有人主张用气囊管堵塞瘘口以防止上述并发症。另外,韩湘珍采用气管插管加
单次硬膜外麻醉,结果镇痛可靠,肌松效果好,术中呼吸易管理,术后呼吸道分泌物少,
便于术中操作和术后护理。Louhimol 和 Templeton 则认为应用呼吸器及持续气道内加
压通气为主的综合治疗,肺部并发症不再是食管闭锁的主要死亡原因。董声焕等于
1979—1983 年在北京儿童医院对 17 例先天性食管闭锁使用上述方法后,患儿病死率
大幅度下降,仅为 17.6%。因而本病治愈率的关键,已从过去呼吸问题转移到外科手
术和其他内科问题上了。

(2)手术治疗

原则上应尽早进行食管吻合术。Randolph 按 Waterston 分组,即结合病儿体重、合
并畸形和肺炎程度实施具体术式。A 组应立刻行一期食管吻合术;B 组应延迟一期吻
合术,先行胃造瘘术和治疗肺炎等并发症;C 组应行分期手术,如先行食管及胃造瘘
术,再行结肠或小肠代食管术(Ⅰ型时)或胸膜外瘘管结扎术、胃造瘘术和持续吸引出
近端食管内黏液。Alexander 报告了辛辛那提儿童医院 1966—1986 年间共收治 118
例患本病新生儿,结果提示对高危早产婴儿早期行一期修补术,因术中广泛分离近、远
段食管,易导致吻合口破裂、狭窄和反流,因此较安全的方法是分期修补术式。即先结
扎气管瘘、胃造口术,以后再作吻合术。做缓期手术时,患儿应采取 45°座位,以防止
胃内容物逆流入气管,同时食管内插管吸引其内分泌物。胃造瘘插管吸出胃内气体,
同时可进行胃饲。吻合口张力是手术过程中的关键,原则上不允许吻合口有张力,于

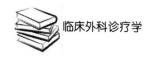

是要求吻合口两端能充分游离,但这将会影响血运,不利愈合。一般是使近端延长以减少吻合口的张力。常用方法有:① 近端食管瓣翻转法。② 食管远端肌层松懈法。还有文献介绍似乎螺旋延长法较合理。

(3)其他治疗

加强监护对提高疗效至关重要。注意保温、保湿、防止感染,合理应用抗生素和治疗并发症(如硬肿症)等。

严格呼吸管理是手术最终成败的关键。细致入微的护理,定期血气分析,恰当地使用呼吸治疗方法(给氧、雾化、加温湿化、呼吸机的应用等)。北京儿童医院在加强呼吸管理等综合措施后患儿存活率达65%,而其前总治愈率仅为25%。全胃肠外营养的推广应用,提高了本症的治愈率。静脉输液量应偏少,每天 50 ~ 70ml/kg。

3.1.2.3 疾病预防

预后:治愈的关键取决于婴幼儿的一般情况、畸形的型别、食管两端间的距离、有无其他严重畸形、有无肺部并发症及手术前后是否处理得当等因素。按先天性食管闭锁发病率推算,我国每年约有 5000 多病例,但实际接受治疗的可能不到 5% ,且还有继续减少的趋势。多数学者按 Waterson 分类统计食管闭锁存活率,A 组已高达95% ~ 100% ,B 组为 85% ~ 95% ,C 组 40% ~ 80%。英国某医院 1975—1985 年 124 例资料的存活率为 76% ,其中 C1 组、C2 组分别是 60% 、52% 。随着对本病认识的提高,以及诊断、治疗和护理技术的不断改进,我国手术存活率逐渐增高,70 年代为 25% ,80 年代初个别先进水平升高到 75% ,近 5 年来最高水平达 90%。美国密西根大学胸科食管门诊对 22 例食管闭锁修复术后 6 ~ 32 年(平均 15 年)的追踪,复习病史,钡餐和食管功能试验(包括测压、酸反流试验、酸清除试验、酸灌注试验),发现不同程度吻合口狭窄 12 例,食管运动功能异常 11 例,胃食管反流 2 例和食管裂孔疝 1 例。长期观察结果表明,手术疗效优良者 5 例(23% ,完全无症状);良好者 13 例(59% ,偶有吞咽困难,尤其是在进食肉类和面包时);一般者 4 例[18% 常有吞咽困难和(或)反复发作性呼吸道感染],将近 1/3 病人有典型的胃食管反流症状。

食管闭锁修复术后的婴儿,其特有的食管有效蠕动丧失,可持续至成年,再加胃食管反流,导致酸清除力异常,出现肺部并发症、吻合口狭窄以及后期的反流性食管炎。所以,在婴儿、儿童期应持续给予抗反流药物治疗,当这些患儿成人后,仍应长期随诊有无食管炎的征象。

预防:对伴羊水过多的孕妇应警惕先天性畸形发生的可能。羊水穿刺造影和羊水甲胎蛋白、乙酰胆碱酯酶同时升高有助于产前诊断。

3.1.2.4 鉴别诊断

鉴别诊断的疾病包括伴有或不伴有发绀的先天性心脏病;主动脉弓畸形;所有引起新生儿呼吸窘迫综合征的病变;喉食管裂畸形;神经性吞咽困难;胃食管反流等。

3.2 小儿肠道外科疾病

3.2.1 十二指肠闭锁

先天性十二指肠闭锁是胚胎时期,肠管空泡化不全所引致,属肠管发育障碍性疾病,可伴有其他发育畸形,如21号染色体三体畸形(先天愚型,Down综合征)。本病多见于早产儿,其发生率尚无确切统计。十二指闭锁患儿的母亲40%～60%有羊水过多史。生后不久(数小时～2天)即发生呕吐,且呕吐频繁、量多、有力,有时呈喷射性。

3.2.1.1 病因

正常肠道发育过程分3个阶段:

(1)管腔开通阶段

在胚胎初期小肠已形成一个贯通的肠管。

(2)上皮细胞增殖阶段

胚胎5～10周时上皮细胞增生繁殖,使肠腔闭塞,形成暂时充实期。

(3)再度腔化阶段

胚胎11～12周时完成,闭塞肠管内出现很多空泡,彼此相互融合,使管腔再度沟通。如果胚胎肠管发育在第2或第3个月中发生障碍,某段没有出现空泡,停留于实质期,或出现空泡但未彼此融合,或融合不全,将形成肠管的闭锁或狭窄。有人认为胎儿时期肠管血循环障碍,阻碍了小肠正常发育也可产生闭锁。如脐环收缩太快、胚胎8周前胃肠管为直管状,以后肠道发育快、腹腔扩大慢,致使小肠变弯曲,腹腔容纳不下,突入脐囊内,10～12周腹腔增大,突出的中肠做逆时针方向旋转,还纳入腹腔,还纳前脐环收缩,影响该段小肠血液循环,引起萎缩,发展成狭窄或闭锁。如小肠营养血管异常,有缺损或分支畸形,或发生肠套叠均可致发育不良。

3.2.1.2 临床表现

(1)孕期母亲羊水过多

十二指闭锁患儿的母亲大部分有羊水过多史。在正常情况下,羊水被胎儿吞咽

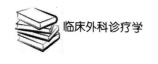

后,在小肠远端被吸收。肠道的任何梗阻均可导致异常的羊水积聚。梗阻部位越远,羊水过多的机会越少。因为有足够的胃肠道吸收羊水,同时从肾脏排泄出来。

（2）新生儿呕吐

十二指肠闭锁者生后不久(数小时~2天)即发生,且呕吐频繁、量多、有力,有时呈喷射性。因梗阻部位多在胆总管胰管壶腹之远端,故呕吐物除胃内容物及乳汁外,常混有胆汁。呕吐剧烈者可混有血液或咖啡样物。呕吐的次数及程度进行性加剧。

（3）排便异常

由于完全性梗阻,患儿无胎粪排出,偶尔少数病例可有1~2次少量胎粪,闭锁部位在十二指肠远端的病例,胎粪仅系肠道分泌物所构成,混有脱落的细胞。或排出少量灰白色大便。此胎粪较正常干燥、量少,颜色较淡,排出时间较晚。

（4）腹胀

新生儿十二指肠梗阻腹胀并不显著,多数只上腹中央略有膨胀,婴儿呕吐又使胃获得减压,因此有时完全没有腹胀。胃蠕动波为更少见的症状。并发肠穿孔者,腹胀更为明显,甚至腹壁静脉清晰可见。

3.2.1.3　检查

（1）羊水细胞学检查

当母亲羊水过多,或超声检查高度怀疑胎儿有高位梗阻时,可行羊膜腔穿刺羊水细胞学检查,确定是否合并有染色体畸形存在。

（2）Farber试验

用1%温盐水或1%过氧化氢液灌肠,无大量胎便排出,可排除胎粪性便秘及先天性巨结肠。胎便检查无胎毛及角化上皮,说明胎粪内不含羊水内容物,胎儿期已产生肠闭锁。配合肛门指诊,可帮助诊断。

（3）其他辅助检查

①腹部X线检查立位腹部平片或碘造影检查十二指肠闭锁可显示胃和十二指肠第1段内有扩大气液平面,即典型的"双泡征",整个腹部其他地方无气体。

②B超检查除可以作临床诊断外,还可以用于产前检查,特别是线阵型实时超声扫描检查可显示十二指肠闭锁胎儿腹内两个典型的液区,提示本病的诊断,供生后正确诊断和有准备地进行治疗时参考。

③肛门指检排除肛门闭锁的可能。

3.2.1.4　诊断

符合下列情况高度怀疑肠闭锁。

早产儿,体重在 2500g 以下。生后即开始发生持续性呕吐,量大,呈喷射状。

生后 24～36 小时内无正常胎便排出,并有进行性腹胀。

母亲于妊娠早期发生妊娠并发症或有病毒性感染,妊娠后期羊水过多。

肛门指检排除肛门闭锁的可能,Farber 试验胎便无羊水内容物。

腹部 X 检查可见胃和十二指肠近端扩张,呈"双气泡征"。整个腹部其他地方无气体,可证实十二指肠梗阻。

3.2.1.5　鉴别诊断

先天性十二指肠闭锁应与以下疾病鉴别。

(1)幽门闭锁和隔膜

呕吐物不含胆汁。腹部立位 X 线平片只见胃扩张伴液平。钡剂检查可见梗阻部位在幽门窦部。

(2)先天性肥厚性幽门狭窄

呕吐物不含胆汁,且发病在生后 2～3 周。右上腹可触及橄榄形肿块。钡餐及 B 型超声均显示幽门管狭窄且延长。

(3)环形胰腺

本病也表现为十二指肠第 2 段梗阻。有时与十二指肠闭锁或狭窄合并发生,因此从临床检查不易鉴别,需经手术确诊。

(4)先天性肠旋转不全

本病表现主要症状之一为十二指肠第 2 段梗阻。钡灌肠检查显示盲肠位置异常,多位于上腹部可作为诊断依据。

(5)其他

尚须与胎粪性腹膜炎、先天性巨结肠,先天性索带压迫十二指肠引起肠梗阻等疾病相鉴别。

3.2.1.6　并发症

由于持续性呕吐,患儿可发生脱水、电解质紊乱,亦常继发吸入性肺炎。

3.2.1.7　治疗

先天性十二指肠闭锁一经确诊应立即进行手术。在准备手术的同时积极纠治脱水、电解质及酸碱平衡紊乱,并给予维生素 K 和抗生素。

3.2.1.8　预后

十二指肠闭锁的患者术后有良好的生活质量,仅有轻微或根本无症状。但是,有

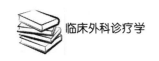

研究资料表明,仍可有巨十二指肠、胆汁反流式胃炎的存在。尽管有这些发现,患者通常是无症状的,亦无须进一步治疗。

3.2.1.9　预防

对伴羊水过多的孕妇应警惕先天性畸形发生的可能。羊水穿刺造影和羊水甲胎蛋白、乙酰胆碱酯酶同时升高有助于产前诊断。

3.2.2　先天性肠旋转不良

先天性肠旋转不良是胚胎期肠发育过程中以肠系膜上动脉为轴心的正常旋转运动发生障碍所造成的先天性肠道畸形。因肠道位置发生变异,肠系膜附着不全,导致十二指肠梗阻、中肠扭转、游动盲肠、空肠梗阻,亦可发生肠反向旋转。出生后引起完全或不完全性肠梗阻,多发于新生儿期,是造成新生儿肠梗阻的常见原因之一。

3.2.2.1　病因

如果肠旋转异常或中止于任何阶段均可造成肠旋转不良。当肠管旋转不全,盲肠位于上腹或左腹,附着于右后腹壁至盲肠的宽广腹膜索带可压迫十二指肠第二部引起梗阻;也可因位于十二指肠前的盲肠直接压迫所致。另外,由于小肠系膜不是从左上至右下附着于后腹壁,而是凭借狭窄的肠系膜上动脉根部悬挂于后腹壁,小肠活动度大,易以肠系膜上动脉为轴心,发生扭转。剧烈扭转造成肠系膜血循障碍,可引起小肠的广泛坏死。

3.2.2.2　临床表现

多数发病于新生儿期的典型症状是:出生后有正常胎粪排出,生后3~5天出现间歇性呕吐,呕吐物含有胆汁。十二指肠梗阻多为不完全性,发生时上腹膨隆,有时可见胃蠕动波,剧烈呕吐后即平坦萎陷。梗阻常反复发生,时轻时重。病儿有消瘦、脱水、体重下降。发生肠扭转时,主要表现为阵发性腹痛和频繁呕吐。轻度扭转可因改变体位等自动复位缓解,如不能复位而扭转加重,肠管坏死后出现全腹膨隆,满腹压痛,腹肌紧张,血便及严重中毒、休克等症状。成人肠旋转临床表现为急性梗阻症状、慢性腹部不适包括腹痛及间歇性梗阻症状。

3.2.2.3　检查

(1)胃肠造影联合钡剂灌肠

是诊断肠旋转不良的金标准,腹部 X 线平片可见胃和十二指肠第一段扩张并有液平面,小肠内仅有少量气体。钡剂灌肠显示大部分结肠位于左腹部,盲肠位于上腹

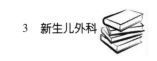

部或左侧。

（2）CT

对肠旋转不良尤其是伴中肠扭转的诊断具有重要价值。CT 图像中肠系膜血管的"换位征"和"漩涡征"是诊断肠旋转不良的特征性表现,具有定性价值。

3.2.2.4　诊断

新生儿有上述高位肠梗阻症状,即应怀疑肠旋转不良的可能,特别是症状间歇性出现者,结合相应的检查结果可考虑该疾病的可能。

3.2.2.5　治疗

明显肠梗阻症状时,应在补充液体、纠正水、电解质紊乱,放置鼻胃管减压后,尽早施行手术治疗。手术的原则是解除梗阻恢复肠道的通畅,标准方法是 Ladd 手术,即根据不同情况采用切断压迫十二指肠的腹膜索带,游离粘连的十二指肠或松解盲肠;肠扭转时行肠管复位。有肠坏死者,作受累肠段切除吻合术。

3.2.2.6　预防

早期诊断,及早手术可避免出现严重并发症。

3.2.3　肠道闭锁

肠道闭锁,最多见的是回肠闭塞,其次是十二指肠闭锁,再次是空肠闭塞,结肠闭塞几乎没有。即使手术,也并非全部都可挽救,原因是身体条件太坏;有的是早产儿,有的是先天愚痴,有的是其他畸形。即便在专门的新生儿外科医院动手术,也只能挽救 30%～60% 病儿。在手术前和手术后,还要安排特别护理。

婴儿少儿一部分肠道,出生时就有闭锁,吃进的乳汁被阻塞在中途。这是一种少见的畸形病,如果置之不理,活不过 1 个星期。为了抢救,必须在 48 小时以内施行手术。由于肠闭塞的部位不同,症状出现的时间也不一样。闭塞的部位越靠上,出现呕吐的现象就越早。如果十二指肠处被阻断,出生后 2、3 个小时,还没有给乳,婴儿就呱呱啼哭。如果喂奶,会全部吐出。吐出物中混杂着胆汁,呈黄绿色,心窝处多半膨胀。

3.2.4　先天性巨结肠

先天性巨结肠又称希尔施普龙病。由于结肠缺乏神经节细胞导致肠管持续痉挛,粪便淤滞于近端结肠,近端结肠肥厚、扩张,是小儿常见的先天性肠道疾病之一。

3.2.4.1　病因

本病的病因目前尚未完全清楚,多数学者认为与遗传有密切关系,本病的发病机

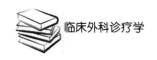

制是远端肠管神经节细胞缺如或功能异常,使肠管处于痉挛狭窄状态,肠管通而不畅,近端肠管代偿性增大,壁增厚。本病有时可合并其他畸形。

3.2.4.2　临床表现

(1)胎便排出延迟,顽固性便秘腹胀

患儿因肠管缺乏神经节细胞长度不同而有不同的临床表现。粪便淤积使结肠肥厚扩张,腹部可出现宽大肠型,有时可触及充满粪便的肠袢及粪石。直肠指检:大量气体及稀便随手指拔出而排出。缺乏神经节细胞控制的肠管称痉挛段,痉挛段越长,出现便秘症状越早越严重。多于生后48小时内无胎便排出或仅排出少量胎便,可于2～3日内出现低位部分甚至完全性肠梗阻症状,呕吐腹胀不排便。痉挛段不太长者,经直肠指检或温盐水灌肠后可排出大量胎粪及气体而症状缓解;痉挛段长者,梗阻症状多不易缓解,有时需急症手术治疗。肠梗阻症状缓解后仍有便秘和腹胀,须经常扩肛灌肠方能排便。

(2)营养不良发育迟缓

长期腹胀便秘,可使患儿食欲下降,影响营养的吸收造成患儿消瘦,贫血,发育明显差于同龄正常儿。

(3)巨结肠伴发小肠结肠炎

是最常见和最严重的并发症,尤其是新生儿时期。其病因尚不明确。患儿全身情况突然恶化,腹胀严重、呕吐、腹泻,由于腹泻及扩大肠管内大量肠液积存,产生脱水、酸中毒、高烧、血压下降,出现该并发症若不及时治疗,常有较高的死亡率。

3.2.4.3　检查

(1)活体组织检查

取距肛门齿状线3cm以上直肠组织,病理检查发现有异常增生的神经节纤维束,但无神经节细胞,此为诊断金标准。

(2)X线平片以及钡灌肠

腹部立位平片多显示低位结肠梗阻。钡剂灌肠侧位和前后位照片中可见到典型的痉挛肠段和扩张肠段,排钡功能差,24小时后仍有钡剂存留,若不及时灌肠洗出钡剂,可形成钡石,合并肠炎时扩张肠段肠壁呈锯齿状表现。新生儿时期扩张肠管多于生后半个月方能对比见到。

3.2.4.4 治疗

（1）保守治疗痉挛肠段短、便秘症状轻者

可暂采用综合性非手术疗法，包括定时用等渗盐水洗肠（灌洗出入量要求相等，忌用高渗、低渗盐水或肥皂水），扩肛、甘油栓、缓泻药，避免粪便在结肠内淤积。若以上方法治疗无效，虽为短段巨结肠亦应手术治疗。

（2）结肠造瘘

保守治疗失败或患者病情严重、不具备接受根治手术条件患儿，均适用结肠造瘘术。

（3）根治手术

① Swenson 手术：切除整个受累部位并且将正常肠管吻合在近肛门水平。

② Soave 手术：直肠内膜整个拉出，将保留的受累直肠外层套入正常的肠道内。

③ Duhamel 手术：在肛门水平通过钳夹将未受累肠端吻合到直肠。

3.2.5 先天性肛门直肠畸形肛

肛门直肠畸形是较常见的消化道畸形，其种类繁多，病理复杂，不仅肛门直肠本身发育缺陷，肛门周围肌肉、耻骨直肠肌、肛门外括约肌和内括约肌均有不同程度的改变；神经系统改变也是该畸形的重要改变之一；另外该畸形伴发其他器官畸形的发生率很高，有些病例为多发性畸形或严重危及病儿生命的畸形。

3.2.5.1 病因

肛门直肠畸形是正常胚胎发育期发生障碍的结果，胚胎发育障碍发生的时间越早，肛门直肠畸形的位置越高。引起发育障碍的原因尚不十分清楚，可能与妊娠期，特别是妊娠早期（4～12周）受病毒感染、化学物质、环境及营养等因素的作用有关。近年来，许多作者认为与遗传因素有关。

3.2.5.2 临床表现

（1）直肠畸形

① 高位直肠畸形：约占直肠畸形的40%，男性略多于女性，可合并瘘管，但常较细长，几乎都有肠梗阻症状。直肠末端位置较高，骨盆肌肉的神经支配常有缺陷，常伴有脊柱和上尿路畸形。此型患者在正常肛门区皮肤稍凹陷、色泽较深，但无肛门，哭闹时凹陷处无膨出，手指触诊亦无冲击感。女性多伴有阴道瘘，常开口于阴道后壁穹隆部，此类患儿外生殖器发育不良，呈幼稚型。粪便经常自瘘口流出，易引起生殖系统感染。男性多伴有泌尿系瘘，自尿道口排气、排便是直肠泌尿系瘘的主要症状，可反复发生尿

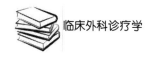

道炎、龟头炎和上尿路感染。

②中间位畸形:约占直肠畸形的15%,无瘘管者直肠盲端位于尿道球部海绵肌旁或阴道下端附近;有瘘管者瘘管开口于尿道球部、阴道下段或前庭部。肛门部位外观同高位畸形,可自尿道或阴道排便。探针可以通过瘘管进入直肠,用手指触摸肛门部可触到探针的顶端。女婴直肠前庭瘘较阴道瘘多见,瘘口开口于阴道前庭舟状窝部,又叫舟状窝瘘。瘘口较大,可基本维持正常排便,仅在便稀时有失禁现象。

③低位畸形:约占直肠畸形的40%,为胚胎晚期发育停滞所致,直肠、肛管、括约肌发育正常。直肠盲端位置较低者多合并瘘管,但较少合并其他畸形。临床表现是有的在肛门位置为薄膜遮盖,有时隐约可见胎粪色泽,哭闹不安,隔膜明显向外膨出;有的薄膜已破,其口较小,2~3mm,排便困难;有的肛门正常,但位置前移;有的则伴有肛门皮肤瘘,瘘口常开于会阴部、阴囊中缝或阴茎腹侧。女婴低位畸形在靠近阴唇后联合处阴部有一开口,形似正常肛门,叫作肛门前庭瘘。

(2)肛门畸形

主要是无肛门畸形婴儿出生后无胎粪,啼哭不安,腹胀,呕吐,并有肠梗阻等症状。

3.2.5.3 检查

(1)X线

腹部立位X线片主要表现为低位肠梗阻征象,肠腔积气扩张明显,并可见多个大小不等的阶梯状气液平面。倒立侧位X线片要求在生后12小时以上摄片,等待气体到达直肠,生活能力差者需要更长时间。

(2)CT

肛门括约肌群包括内、外括约肌及耻骨直肠肌,其形成及发育程度是决定肛门直肠畸形患儿预后最重要的因素。应用CT直接了解直肠盲端与耻骨直肠肌环的关系对提高婴幼儿肛门直肠畸形的治疗效果是极重要的。

(3)B型超声

应用超声波断层扫描仪,机械扇形扫描探头频率为3~5MHz。患儿检查无须特殊准备,取平卧截石位,探头接触病儿肛穴处会阴皮肤,作矢状切面扫查可获得肛门直肠区声像图。会阴部皮肤呈细线状强回声;骶骨椎体常显示串珠状排列强回声伴有后方声影,第1骶椎较宽,并向前下方倾斜,构成骶曲起始部,易辨认;骶椎前方一般可见直径约1cm的管状结构回声,管腔内多为无回声区,其中间可有气泡的强回声;直肠前上方可见充盈的膀胱,膀胱壁呈细线状强回声,内部则为无回声区,而膀胱后方可见回声增强。

（4）磁共振成像

检查前 0.5 小时口服 5% 水合氯醛溶液 1.5ml/kg，患儿仰卧位，在正常肛穴位置和瘘孔处用鱼肝油丸作标志，可对盆腔作矢状、冠状和横断面扫描，每 5 毫米一个断面，矢状、冠状断面从直肠中央向外和向后扫描，横断面从肛门标志处向上扫描。

3.2.5.4 诊断

（1）直肠畸形

指检时，手指不能通入患儿直肠，较准确的诊断方法是 X 线片。如 X 线片仍不能确诊，即可行开腹手术。但这种手术多因病儿症状严重，预后不良。

（2）肛门畸形

肛门部皮肤只有一个凹陷处，不见肛门，婴儿啼哭时腹压增加，会阴部时有隆起，如将一手放在肛门皮肤凹陷处，一手轻压腹部，指下会有波动感。如将其臀部举高，在肛门部叩诊，可有空响。通过 X 线检查，可见直肠的高低。婴儿出生后 8 小时肠内即有气体，拍倒立位 X 线片可见气体影像。特别是在其出生后 24 小时拍片，气影更加明显。在肛门部放一金属片，经拍 X 线片，可知直肠下端与皮肤的距离。

3.2.5.5 治疗

手术治疗方法：在全身麻醉下，取截石位，留置导尿管排尽尿液，做左下腹旁正中线切口入腹，以钝性加锐性解剖方式游离乙状结肠、直肠直到肛门处，应注意分清输尿管并保护之，在靠近骶骨前窝处，应多用手指做钝性分离，尽量避免撕裂骶前静脉丛、损伤骶前神经丛，以免造成大出血及排便、排尿障碍。此时可做会阴部切开向上分离，在尿道、阴道后方向上将耻骨直肠肌打通并扩大，与直肠相通，将其盲道向下牵引，拉出直肠盲端，此时应注意防止牵拉过度影响血供，避免肠管扭曲，肠管长度要足够，不要有张力，最后在会阴部做肛门成形术。如果无法吻合，应立即终止手术，改做造瘘术挽救生命。

3.3 其他小儿外科疾病

3.3.1 食道裂孔疝

食管裂孔疝是指腹腔内脏器（主要是胃）通过膈食管裂孔进入胸腔所致的疾病。食管裂孔疝在膈疝中最常见，达 90% 以上，属于消化内科疾病。食管裂孔疝患者可以

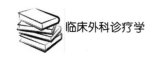

无症状或症状轻微,其症状轻重与疝囊大小、食管炎症的严重程度无关。裂孔疝和反流性食管炎可同时也可分别存在。本病可发生于任何年龄,但症状的出现随年龄增长而增多。本病在一般人群普查中发病率为0.52%,而在有可疑食管裂孔疝症状者的常规胃肠X线钡餐检查中,食管裂孔滑疝的检出率为11.8%。近年来在X线检查时采用特殊体位加压法,其检出率可达80%。因本病多无症状或症状轻微,故难以得出其确切的发病率。本病女性多于男性,为1.5~3:1。

3.3.1.1 病因

食管发育不全的先天因素。

食管裂孔部位结构,如肌肉有萎缩或肌肉张力减弱。

长期腹腔压力增高的后天因素,如妊娠、腹腔积液、慢性咳嗽、习惯性便秘等可使胃体疝入膈肌之上而形成食管裂孔疝。

手术后裂孔疝,如胃上部或贲门部手术,破坏了正常的结构亦可引起疝。

创伤性裂孔疝。

3.3.1.2 临床表现

(1)胃食管反流症状

表现胸骨后或剑突下烧灼感、胃内容物上反感、上腹饱胀、嗳气、疼痛等。疼痛性质多为烧灼感或针刺样疼,可放射至背部、肩部、颈部等处。平卧、进食甜食、酸性食物,均可能诱发并可加重症状。此症状尤以滑动型裂孔疝多见。

(2)并发症

① 出血裂孔疝有时可出血,主要是食管炎和疝囊炎所致,多为慢性少量渗血,可致贫血。疝入的胃和肠发生溃疡可致呕血和黑便。

② 反流性食管狭窄在有反流症状病人中,少数发生器质性狭窄,以致出现吞咽困难,吞咽疼痛,食后呕吐等症状。

③ 疝囊嵌顿一般见于食管旁疝。裂孔疝病人如突然剧烈上腹痛伴呕吐,完全不能吞咽或同时发生大出血,提示发生急性嵌顿。

(3)疝囊压迫症状

当疝囊较大压迫心肺、纵隔时,可以产生气急、心悸、咳嗽、发绀等症状。压迫食管时可感觉在胸骨后有食物停滞或吞咽困难。

3.3.1.3 检查

（1）X线检查

仍是目前诊断食管裂孔疝的主要方法。对于可复性裂孔疝（特别是轻度者），一次检查阴性也不能排除本病，临床上高度可疑者应重复检查，并取特殊体位，如仰卧头低足高位等，其钡餐造影可显示直接征象及间接征象。

（2）内镜检查

内镜检查对食管裂孔疝的诊断率较前提高，可与X线检查相互补充旁证协助诊断。

（3）食管测压检查

食管裂孔疝时，食管测压可有异常图形，从而协助诊断。

3.3.1.4 诊断

由于本病相对少见，且无特异性症状和体征，诊断较困难。对于有胃食管反流症状，年龄较大，肥胖，且症状与体位明显相关的可疑患者应予以重视，确诊需要借助一些器械检查。

3.3.1.5 治疗

（1）内科治疗

适用于小型滑疝及反流症状较轻者。治疗原则主要是消除疝形成的因素，控制胃食管反流，促进食管排空以及缓和或减少胃酸的分泌。

① 生活方式改变：减少食量，以高蛋白、低脂肪饮食为主，避免咖啡、巧克力、饮酒等，避免餐后平卧和睡前进食。

睡眠时取头高足低位，卧位时抬高床头。避免弯腰、穿紧身衣、呕吐等增加腹内压的因素。肥胖者应设法减轻体重，有慢性咳嗽，长期便秘者应设法治疗。对于无症状的食管裂孔疝及小裂孔疝者可适当给予上述治疗。

② 药物治疗：对于已有胸痛、胸骨后烧灼、反酸或餐后反胃等胃食管反流症状者，除以上预防措施外，再给予抗反流及保护食管黏膜药物、促动力药等。

（2）外科治疗

① 手术适应证包括食管裂孔疝合并反流性食管炎，内科治疗效果不佳；食管裂孔疝同时存在幽门梗阻、十二指肠淤滞；食管裂孔旁疝和巨大裂孔疝；食管裂孔疝怀疑有癌变。

② 手术原则包括复位疝内容物、修补松弛薄弱的食管裂孔、防治胃食管反流、保

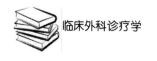

持胃流出道通畅以及兼治并存的并发症。

③ 手术方法:治疗食管裂孔疝的手术方法很多,主要是疝修补术及抗反流手术。

3.3.1.6 预防

预防长期增高腹腔压力的因素,如腹腔积液、慢性咳嗽、习惯性便秘等,可减少食管裂孔疝的发生。

3.3.2 先天性膈疝

膈疝在膈肌疾病中最为常见,在膈肌发育过程中,如胚胎时的裂隙未能完全闭合,而在横膈上遗留成为裂孔,即可形成疝。临床症状取决于疝入胸内的腹腔脏器容量、脏器功能障碍的程度和胸内压力增加对呼吸循环机能障碍的程度。以手术治疗为主。

3.3.2.1 病因

膈疝的形成,除先天性膈肌融合部缺损和薄弱点外,还与下列因素有关:

胸腹腔内的压力差和腹腔脏器的活动度。各种引起腹内压力增高的因素均可促使腹腔脏器经膈肌缺损和薄弱部进入胸内。

随着年龄增长,膈肌肌张力减退和食管韧带松弛,使食管裂孔扩大,贲站或胃体可以经过扩大的食管裂孔突入后纵隔。

膈疝按有无疝囊分真疝与假疝,通常按有无创伤史把膈疝分为外伤性膈疝与非外伤性膈疝,后者又可分为先天性与后天性两类。非外伤性膈疝中最常见者为食管裂孔疝、胸腹裂孔疝、胸骨旁疝和膈缺如等。

3.3.2.2 临床表现

膈疝临床症状轻重不一,主要决定于疝入胸内的腹腔脏器容量、脏器功能障碍的程度和胸内压力增加对呼吸循环机能障碍的程度。大致分为两大类:

(1)腹腔内脏器疝入胸内而发生的功能变化

如饭后饱胀、嗳气、上腹部或胸骨后烧灼感和反酸,这是由于贲门机制消失后胃酸反流到食管引起食管黏膜炎症或食管溃疡;严重时出现呕血和吞咽困难。胃肠道部分梗阻可产生恶心、呕吐和腹胀;严重时发生肠胃道完全性梗阻或绞窄性梗阻时出现呕血、便血、腹痛和腹胀,甚至脏器坏死、穿孔、出现休克状态。

(2)胸内脏器因受压而引起呼吸循环功能障碍

腹腔脏器疝入胸内,患侧肺受压和心脏被推向对侧,轻者病人感胸闷、气急;重者出现呼吸困难、心率加快和发绀。

3.3.2.3　检查

本病不需特殊检查,对于难以判断的病情,可进行 X 线检查。

胸片:纵隔向健侧移位,胸腔内可见充气肠管,有时见肝、脾阴影,患侧肺明显受压。

胃肠道碘油造影检查:清楚了解疝入胸腔内肠管情况。

3.3.2.4　诊断

按疝入胸内的脏器不同,胸部叩诊可呈浊音或鼓音,患侧呼吸音减弱或消失,有时胸部可听到肠鸣音,心脏和气管向对侧移位,腹部平坦柔软,婴儿蛙腹消失。先天性膈疝的胸部 X 线检查、钡剂灌肠检查可明确诊断。

3.3.2.5　治疗

先天性膈疝一旦确诊,应尽早施行手术治疗,以免形成粘连或并发肠梗阻或肠绞窄。婴幼儿患者术前胃肠减压,以免在麻醉和手术过程中,肺部受压而导致严重通气功能障碍。胸骨旁裂孔疝采用高位腹部正中切口,作疝修补术。胸腹裂孔疝或膈肌部分缺如,可采取进胸或进腹途径。膈肌部分缺如可采用瓦叠法或褥式缝合。如膈肌缺如较大,可在膈肌附着于胸壁处游离后,按上述方法修复膈肌缺如,必要时可覆以合成纤维织片加固缝合。采用经腹途径,则取正中腹直肌切口,回纳腹腔脏器后,经膈下缝补膈肌缺损。腹部切口仅缝合皮下和皮肤,术后 7～10 天再缝合腹膜,术后胃肠减压及肛管排气极为重要。

3.3.2.6　预后

胎儿预后不佳。儿童和成人治疗效果好,预后佳。

3.3.3　腹裂

腹裂是先天性腹壁发育不全,在脐旁留有全层腹壁缺损、有内脏自缺损处脱出,是一种罕见的畸形。其发病率各家统计差别较大,但多好发于低体重儿。在出生后即可发现肠管自脐旁腹壁缺损处脱出,肠系膜游离,肠管充血、水肿、增厚,表面覆有纤维素性渗出物,肠管彼此粘连。

3.3.3.1　病因

腹裂的发生可能是在腹壁形成的过程中一侧褶发育不全,仅其顶端与对侧的侧褶形成脐环,在脐旁留有缺损所致。

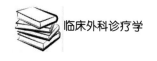

3.3.3.2　临床表现

由于近年来 B 超诊断的进步,在产前多可做出诊断。此类病儿多为低体重儿,在出生后即可发现肠管自脐旁腹壁缺损处脱出,肠系膜游离,肠管充血、水肿、增厚,表面覆有纤维素性渗出物,肠管彼此粘连。由于病儿哭闹、吞气、肠管脱出逐渐增多且充气扩张。如合并肠管嵌顿,肠系膜扭转,则肠管有血运障碍,甚至坏死。脐带位于腹壁缺损的一侧,与缺损间有正常皮肤相隔。由于内脏外露、体液丢失,患儿有不同程度的低体温和脱水,甚至发生酸中毒。

3.3.3.3　治疗

如产前已确诊,患儿出生后立即进行手术治疗,这将会取得良好的治疗结果。

以选用气管插管麻醉以防止误吸,并在术中可使腹肌松弛较好。手术时先轻柔清除肠管表面的纤维素性渗出物,注意勿损伤肠壁。然后仔细检查脱出的肠管有无坏死、穿孔、狭窄或闭锁等病变。如发现上述病变应先行处理,再根据脱出器官的多少及腹腔容积选择适当的术式。

一般脱出肠管少者可采用一期修补法,手术时先沿腹壁缺损的上、下端扩大切口。按顺序轻轻挤压肠管内容物,近端可挤入胃内,由胃管吸出;远端可挤至结肠由肛门排出,使肠管空虚。在助手的配合下术者用力牵拉松弛状态下的腹壁以扩大腹腔容量,然后将空虚的肠管依序纳入腹腔,最后分层关腹。患儿术后仍住保温箱并持续胃肠减压,给予全肠外营养;有呼吸困难者可用呼吸机辅助呼吸,保证足够氧的供给,并应用抗生素预防感染。

如脱出肠管多、腹腔容量少、勉强还纳肠管后可出现腹高压者,可采用二期修补法或分期修补法。

3.3.4　脐膨出

脐膨出又称脐突出、胚胎性脐带疝,为先天性腹壁畸形。指出生时肠的一部分通过脐部腹壁上一缺损而突出;突出的肠只覆盖着一层由羊膜和腹膜组成的透明薄膜。新生儿发生率为1/3200～10000,男孩较多见。

3.3.4.1　病因

因为胎儿期脐及腹壁组织发育障碍而使腹腔脏器疝入脐带的外膜造成。与染色体异常有关,30%～50%患儿伴有其他先天性畸形,以肠旋转不良、美克耳憩室、肠闭锁和肠狭窄等最多见。

3.3.4.2 临床表现

典型的脐膨出畸形表现为腹部中央脐带处有透明的囊,内含物为小肠等腹腔脏器,囊壁一侧与腹壁皮肤连接,囊壁的另一侧延续为脐带外膜。

(1)巨型脐膨出

腹壁缺损环的直径 >5cm,有时达 10cm 以上,膨出部分的直径往往还要大,可在腹部中央突出如馒头样的肿物,脐带连接于囊膜的顶部。出生后通过透明膜可以见到囊内的器官,囊内容物除了小肠、结肠之外,还有肝脏、脾、胰腺甚至膀胱等。6～8h 后由于囊壁血液供应缺乏和暴露于空气之中,囊膜变得浑浊,水肿增厚。2～3 天后变得干枯,脆弱,破裂、甚至坏死。囊壁的破裂可导致腹腔感染和囊内脏器脱出,重者可致患儿死亡。约1% 患儿囊膜在产前或产程中破裂,致内脏脱出。囊膜一旦在宫内破裂,脱出的脏器由于长时间浸泡于羊水中,肠壁水肿、增厚、表面无光泽,并有炎性渗出物覆盖,表面有许多胎粪色纤维素,腹腔继发感染,死亡率极高。如果分娩时囊膜破裂,内脏及肠管颜色较鲜红,没有黄色纤维素覆盖,紧急处理,患儿尚可获救。

(2)小型脐膨出

腹壁缺损环的直径 <5cm,在腹部中央突出如橘子,甚至橄榄样的肿物,膨出部分的直径往往较腹壁缺损环大,可形成腹部中央带蒂样物。囊内容物大多只有小肠、有时可有横结肠。

3.3.4.3 检查

腹部中央有半球形肿物,包裹透明囊膜,脐带位于囊膜的顶端,透过囊膜可以见到囊内的器官。

术前应做 X 线胸部透视及其他检查,了解有无伴发畸形,以便手术中一同处理。母孕期定期腹部超声检查,可早期发现脐膨出,以便产后立即采取治疗措施。

3.3.4.4 诊断

依据临床表现可诊断,孕期定期腹部超声检查,可早期诊断。

3.3.4.5 鉴别诊断

脐膨出需与腹裂相鉴别,两者鉴别的要点在于脐膨出无正常脐部结构,在肠曲或内脏之间可找到破裂残存的囊膜。而腹裂,脐、脐带的位置和形态均正常,只是在脐旁腹壁有一裂缝,肠管由此突出腹外。

脐膨出与脐疝不同,是部分腹腔脏器通过前腹壁正中的先天性皮肤缺损突入脐带的基部,上覆薄而透明的囊膜,是较少见的先天性畸形。突出的内脏仅有腹膜与羊膜

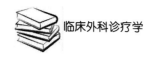

互相融合的囊膜覆盖,无皮肤,囊膜透明、脆弱、容易破裂。

3.3.4.6 治疗

绝大部分患儿需生后立即手术,否则由于局部皮肤破溃、坏死、感染,患儿很难继续生存。

3.3.5 环状胰腺

环状胰腺是一种胰腺组织环绕十二指肠,形成环状的胰腺,属先天性畸形。

3.3.5.1 病因

正常胰腺在胚胎第 4 周时,腹侧始基随近端中肠顺时针方向旋转,于胚胎第 7 周时与背侧始基完全融合形成完整的胰腺。如果在胰腺发育过程中,腹侧始基未能完全随中肠向左旋转,以此形成的胰腺可环绕十二指肠,成为环状胰腺。

3.3.5.2 临床表现

由于胰腺组织环状围绕十二指肠降部,与胰头相连接,压迫十二指肠引起梗阻。因畸形所构成的梗阻程度不同,轻者可终生无症状,或延至成年始出现症状;严重者可于婴幼儿期,甚至于新生儿期即有十二指肠梗阻。

3.3.5.3 检查

(1)腹部 X 线片

主要表现为十二指肠梗阻,卧位片可见胃和十二指肠壶腹部均扩张胀气,出现所谓双气泡征;立位 X 线片可见胃和十二指肠壶腹部各有一液平面,有时十二指肠狭窄区上方与下方肠管均胀气,从而将狭窄区衬托显影。

(2)胃肠钡剂造影

表现为胃扩张,下垂,内有大量空腹滞留液,排空时间延长,十二指肠壶腹部匀称扩大,伸长,十二指肠降段,偶尔第一段或第三段出现边缘整齐的局限性狭窄区,狭窄区黏膜皱襞稀少,变为纵行有偏心型及向心型,狭窄上方肠管可见逆蠕动,并可发现溃疡。

(3)ERCP

镜下造影能使环状胰管显影,对诊断极有帮助,由于环状胰腺引起的十二指肠狭窄常在主乳头的近侧,若内镜不能通过狭窄则无法造影,有时可因环状胰腺压迫胆总管末端出现胆总管狭窄像。

（4）CT

口服造影剂后十二指肠充盈,可看到与胰头相连续的围绕十二指肠降段胰腺组织,通常因环状胰腺组织薄,环状胰腺多不易直接显影,若看到胰头部肿大和十二指肠降段肥厚和狭窄等间接征象同样对诊断有助。

（5）磁共振与磁共振胰胆管造影

磁共振可看到与胰头相连续的围绕十二指肠降段与胰腺同等信号强度的组织结构,可确认为胰腺组织,磁共振胰胆管造影(MRCP)可很好地显示环状胰管影,MRCP为无创性,无放射线辐射,患者无痛苦,较简单方便。

（6）内镜

通常内镜下黏膜正常,对诊断帮助不大;较严重病例,内镜下可见十二指肠降部呈环形狭窄,可同时合并十二指肠溃疡。

3.3.5.4 诊断

环状胰腺的诊断不太容易,根据典型的症状与体征,结合 X 线表现,应考虑本病的可能,但有些病例在手术中才明确诊断。

3.3.5.5 鉴别诊断

（1）先天性十二指肠闭锁

偶见于新生儿,病变位于十二指肠降段,出生后即频繁呕吐,呕出物可含有胆汁,胃肠造影时钡剂完全不能通过,下段肠管内无气体,手术时可见十二指肠降段无胰腺组织环绕。

（2）先天性幽门肥厚症

多在生后数周出现反胃和呕吐,呕吐物中不含胆汁,上腹部较膨隆,可有胃蠕动波,95%~100%的患儿在右上腹可扪及橄榄状肿块,胃肠钡剂造影见胃扩张,幽门管变细,变长,胃排空时间延长等。

（3）肠系膜上动脉压迫综合征

系指十二指肠第三段或第四段受肠系膜上动脉压迫所致的慢性梗阻,主要表现为上腹部饱胀不适,间断性呕吐,呕吐物中含有胆汁,胃肠钡剂造影见十二指肠有显著的阻滞及扩张现象,钡剂在十二指肠第三或第四段有阻塞。

（4）胰头或乏特壶腹部肿瘤

环状胰腺伴黄疸的患者,尤其是老年人,应与胰头或十二指肠乳头肿瘤鉴别,后者胃肠造影可见十二指肠环扩大,降部内缘受压变形,黏膜皱襞破坏,并有充盈缺损,倒

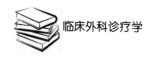

"3"字征,双边征等。

(5)先天性胆总管闭锁

在出现明显黄疸的病例中,要与环状胰腺鉴别,生后出现黄疸且逐渐加深,呕吐物内不含胆液,钡餐检查十二指肠降段无狭窄和梗阻。此外,还应与十二指肠结核,低位十二指肠溃疡等疾病相鉴别。

3.3.5.6 治疗

如果没有临床症状,无须治疗。环状胰腺的病变和主要症状由于十二指肠降段的狭窄,治疗原则必然是采取手术方式解除十二指肠降段的梗阻及相应的并发症以恢复十二指肠的通畅。

解除十二指肠降段梗阻的手术方式很多,大致可归纳为两大类,其一为手术松解梗阻;其二为食物转流(捷径)手术。

3.3.5.7 预后

只要诊断及时且无严重的伴随异常,新生儿患环状胰腺所致的十二指肠梗阻总的预后较好,有必要进行长期随访。成人患者的预后与十二指肠狭窄的程度、伴随的病理表现及个体的一般情况有关。

3.3.6 幽门肥厚

肥厚性幽门狭窄在新生儿的发生率为1:300到1:900。男女比为4:1,有提示兄弟姐妹中的老大更易患病,但此资料并不是结论性的。相反,家族性模式已被充分证实。

3.3.6.1 典型表现

喂养最初正常的健康新生儿出生后2~6周,表现为进行性呕吐。最初,每次饭后的呕吐可以是间歇性,但很快发展为喷射性。呕吐是非胆汁性,但由于伴随的食管炎可有血液或"咖啡渣"物。呕吐后新生儿似有饥饿感,并会立即得到再次喂食。随着脱水和营养不良的恶化,致使父母寻求医学检查。家长可能述说改变多种喂养配方后症状仍无明显改善。

3.3.6.2 查体所见

患病新生儿有不同程度脱水。无腹胀。偶尔通过腹壁可见到胃蠕动,能触到橄榄状的幽门肿物时便可确诊。根据检查者的经验和检查时间,在75%~90%的患儿身上可触摸到幽门肿物。相伴的其他所见包括腹股沟疝和由于葡萄糖醛酸转化酶活力

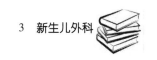

降低的轻度巩膜黄染。

3.3.6.3 诊断

在有可疑病史的患儿可触及"橄榄",对于肥厚性幽门狭窄的诊断是足够的。如果可疑的话,超声检查可证实幽门肿物的存在。超声检查的标准包括幽门直径大于1.4cm,壁厚大于4mm。幽门管长度大于1.6cm。也可选择钡剂上消化道检查,以证实诊断。诊断标准包括胃出口梗阻,有证明幽门管狭窄的"线"征,"肩"征或高度梗阻的幽门乳头。如果使用 UGI 检查,手术前应放入胃管,并用盐水冲洗以去除钡剂。

3.3.6.4 电解质异常

低碱,低氯性代谢性碱中毒是肥厚性幽门狭窄伴随的典型的电解质异常。反复呕吐胃酸,如果用不充分的电解质液补充,可导致氯和氢离子的明显丢失。肾脏可通过保氢排钾来代偿。如果仍未纠正异常,肾脏代偿能力便会丧失.碱中毒和低碱血症将进一步加重。与碱中毒相矛盾的酸性尿表明肾脏无力保留氢离子。充分的液体补充是以静脉内输入 0.45% 盐溶液开始的.一旦有尿,应将 20~20mEq/L 氯化钾加入液体内以纠正缺钾,严重脱水病儿需要手术前 24~48h 的液体补充。

3.3.6.5 纠正措施

一般来说,Fredet-Ramstedt 幽门切开术作为所选择的措施被广泛接受。尽管一些病人有效,药物治疗与手术治疗相比,前者具有高失败率和延长住院时间。近来,内镜球囊扩张和腹腔镜幽门肌切开术已有成功的报告,它们在得到支持之前,需要取得99% 的手术幽门切开术成功率。标准的幽门切开术是经脐上右腹直肌的横切口而实施的。经过分离的肌肉切口而松解幽门。在幽门肌肉上的无血管区做纵行浅表切口,切口贯穿整个幽门并略长于幽门窦。仔细分离肌纤维,完全暴露其下方的黏膜。幽门切开术的总结,胃黏膜应从切口中突出,幽门肌肉应相互独立活动。向十二指肠内逆行注入牛奶,观察幽门切开术中所忽略的黏膜漏口。

3.3.6.6 手术操作

如果未注意而进入十二指肠,应该用良好的缝合关闭釉膜,并且用网膜片覆盖。如果肌肉切开术受到损伤,或黏膜损伤很广泛,应缝合切开的肌肉。在原切开术的45°~180°位置上做第二个相平行的肌肉切口。

3.3.6.7 术后注意事项

术后胃梗阻会持续 8~12h,在所有病人均有不同程度的胃松弛。因此,在术后 6小时可给予葡萄糖,水或电解质液。开始时需少量喂食(每 2~3h/15~30ml)。饮食

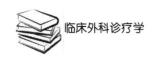

的配方量及浓度在随后的 24h 可逐步提高。少量呕吐并不少见,除非呕吐是持续性的,否则不应引起恐慌,如果术后胃出口梗阻持续 10～14d,一般要考虑到幽门切开不完全的可能。

3.3.6.8　病因假设

尽管肥厚性幽门狭窄原因不明,还是提出了一些假设。1960 年 Lynn 怀疑经过狭窄幽门管的奶酪产生导致完全性梗阻的水肿和肿胀。如果这个假设正确的话,为什么不是所有的新生儿都患病呢? 这样家族性或遗传学的倾向肯定存在。对先天性幽门括约肌延迟开放的反应,出生后的幽门肥厚提示为一种可能的致病机制。近来,研究者指出肥厚性幽门狭窄致病中有氮氧化物产生缺乏的因素。氮氧化物作为一种平滑肌松弛剂,似乎在哺乳动物消化道的松弛中起着重要作用。对从 9 例肥厚性幽门狭窄新生儿得到的幽门组织研究,Vanderwinden 及同事们发现氮氧化物合成能力降低。研究者指出氮氧化物产生的降低可能是观察到的肥厚性幽门狭窄的幽门痉挛原因。

3.3.7　胆道闭锁

先天性胆道闭锁,胆道闭锁占新生儿长期阻塞性黄疸的半数病例,其发病率为 1:8000～1:14000 个存活出生婴儿,但地区和种族有较大差异。以亚洲报道的病例为多,东方民族的发病率高 4～5 倍,男女之比为 1:2。先天性胆道闭锁是一种肝内外胆管出现阻塞,并可导致淤胆性肝硬化先天性胆道闭锁而最终发生肝功能衰竭,是小儿外科领域中最重要的消化外科疾病之一,也是小儿肝移植中最常见的适应证。

3.3.7.1　病因

在病因方面有诸多学说,如先天性发育不良学说、血运障碍学说、病毒学说炎症学说、胰胆管连接畸形学说、胆汁酸代谢异常学说免疫学说等等。

第一次排出的胎粪常是正常色泽,提示早期的胆道是通畅的。个别病例在出现灰白色粪便之前,大便的正常颜色可以持续 2 个月或更长时间,肝门区域的肝内胆管亦是开放的。以上现象提示,管腔闭塞过程是在出生之后发生和进展的。

特发性新生儿胆汁郁积的组织学特征具有多核巨细胞性变,有的病例曾作多次肝脏活组织检查,先为新生儿肝炎,后发展为胆道闭锁,尤其在早期(2～3 个月前)作活检者。

从肝外胆道闭锁病例所取得的残存胆管组织做病理检查,往往发现有炎性病变,此概念是新生儿肝炎与胆道闭锁属于同一范畴,是一种新生儿梗阻性胆道疾病,可能与遗传、环境和其他因素有关。

因而,胆道闭锁与新生儿肝炎两者的鉴别非常困难,且可以同时存在或者先为肝巨细胞性变而发展为胆道闭锁。原发病变最可能是乙型肝炎,它的抗原可在血液中持续存在数年之久。因此母亲可为慢性携带者,可经胎盘传给胎儿,或胎儿吸入母血而传染在病毒感染之后,肝脏发生巨细胞性变,胆管上皮损坏导致管腔闭塞,炎症也可产生胆管周围纤维性变和进行性胆道闭锁。

3.3.7.2 临床表现

胆道闭锁的典型病例婴儿为足月产,大多数并无异常,粪便色泽正常,黄疸一般在生后2～3周逐渐显露,有些病例的黄疸出现于生后最初几天当时误诊为生理性黄疸。粪便变成棕黄、淡黄米色,以后成为无胆汁的陶土样灰白色。但在病程较晚期时偶可略现淡黄色,尿色较深,将尿布染成黄色。黄疸出现后,通常不消退且日益加深,皮肤变成金黄色甚至褐色,可因瘙痒而有抓痕有时可出现脂瘤性纤维瘤,但不常见。个别病例可发生杵状指或伴有发绀。肝脏肿大,质地坚硬脾脏在早期很少扪及,如在最初几周内扪及肿大的脾脏,可能是肝内原因随着疾病的发展而产生门静脉高压症。在疾病初期婴儿全身情况尚属良好,但有不同程度的营养不良,身长和体重不足时常母亲叙述婴儿显得兴奋和不安。疾病后期可出现各种脂溶性维生素缺乏现象,维生素D缺乏可伴发佝偻病串珠和阔大的骨骺。由于血流动力学状况的改变,部分动静脉短路和周围血管阻力降低在心前区和肺野可听到高排心脏杂音。

3.3.7.3 检查

现有的实验方法较多但特异性均差。胆道闭锁时,血清总胆红素增高。碱性磷酸酶的异常高值对诊断有参考价值。Y－谷氨酰转酶高峰值高于300IU/L呈持续性高水平或迅速增高状态。5′核苷酸酶在胆管增生越显著时水平越高,测定值＞25IU/L,红细胞过氧化氢溶血试验方法较为复杂,若溶血在80%以上者则属阳性。

(1)血清胆红素的动态观察

每周测定血清胆红素,如胆红素量曲线随病程趋向下降,则可能是肝炎;若持续上升,提示为胆道闭锁,但重型肝炎并伴有肝外胆道阻塞时,亦可表现为持续上升,此时则鉴别困难。

(2)超声显像检查

若未见胆囊或见有小胆囊(1.5cm以下)则疑为胆道闭锁。若见有正常胆囊存在,则支持肝炎,如能看出肝内胆管的分布形态,则更能帮助诊断。

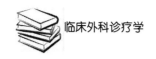

（3）99mTe – diethyliminodiaceticacid * DIDA 排泄试验

近年已取代 131 碘标记玫瑰红排泄试验有较高的肝细胞提取率,优于其他物品。可诊断由于结构异常所致的胆道部分性梗阻,如胆总管囊肿或肝外胆管胆道造影狭窄,发生完全梗阻时,则扫描不见肠道显影,可作为重症肝内胆汁郁积的鉴别。在胆道闭锁早期,肝细胞功能良好,5 分钟显现肝影,但以后未见胆道显影,甚至 24 小时后亦未见肠道显影,当新生儿肝炎时,虽然肝细胞功能较差,但肝外胆道通畅因而肠道显影。

（4）脂蛋白 – X 定量测定

脂蛋白 – X 是一种低密度脂蛋白,在胆道梗阻时升高。据研究,所有胆道闭锁病例均显升高,且在日龄很小时已呈阳性。新生儿肝炎病例早期呈阴性,但随日龄增长也可转为阳性。若出生已超过 4 周而 Lp – X 阴性,可除外胆道闭锁,如 >500mg/dl,则胆道闭锁可能性大。亦可服用考来烯胺,比较用药前后的指标,如含量下降则支持新生儿肝炎综合征的诊断,若继续上升则有胆道闭锁可能。

（5）胆汁酸定量测定

最近应用于血纸片血清总胆汁酸定量法,胆道闭锁时血清总胆汁酸为 107 ~ 294μmol/L,一般认为达 100μmol/L 都属郁胆。同年龄无黄疸,对照组仅为 5 ~ 33μmol/L,平均为 18μmol/L,故有诊断价值。尿内胆汁酸亦为早期筛选手段,胆道闭锁时尿总胆汁酸平均为 19.93 ± 7.53μmol/L,而对照组为 1.60 ± 0.16μmol/L,较正常儿大 10 倍。

（6）胆道造影检查

ERCP 已应用于早期鉴别诊断,造影发现胆道闭锁有以下情况:仅胰管显影;有时可发现胰胆管合流异常,胰管与胆管均能显影,但肝内胆管不显影,提示肝内型闭锁。新生儿肝炎综合征有下列征象:胰胆管均显影正常;胆总管显影,但较细。

（7）肝穿刺病理组织学检查

一般主张作肝穿刺活检或经皮肝穿刺造影及活检。新生儿肝炎的特征是小叶结构排列不整齐、肝细胞坏死、巨细胞性变和门脉炎症。胆道闭锁的主要表现为胆小管明显增生和胆汁栓塞、门脉区域周围纤维化,但有的标本亦见到多核巨细胞。因此,肝、胆穿刺肝活检有时能发生诊断困难甚至错误。

3.3.7.4　诊断

进行性黄疸加重,粪色变陶土色,尿色加深至红茶色。

腹胀,肝大,腹腔积液。

化验可见结合胆红素增高,肝功能先为正常,以后转氨酶逐渐增高。

B 超示胆道闭锁。

CT 示胆道闭锁。

3.3.7.5　治疗

大多数病人将在一年内因为肝功能衰竭而死。手术是治愈的唯一方式。

(1)葛西手术

① 肝门纤维块的剥离,可能是最重要的部分。

② 空肠回路重建。

③ 肝空肠吻合。

葛西手术的基本思路在于即使肝外胆管已经闭锁,在肝门附近仍可能有残存的微小胆管。如果能将肝门纤维块适度的切除,则胆汁有可能顺利排出,病人得以存活。

(2)肝移植

肝移植是先天性胆道闭锁发展至终末期唯一有效的治疗手段。在小儿(年龄小于 18 岁)肝移植中,先天性胆道闭锁所占比例接近一半,其中 1 岁以内中,所占比例约90%。葛西手术后约67%的儿童在成人之前仍需要肝移植救治,由此,葛西手术成了病人在接受肝移植以前的一种过渡性治疗。通常,病人接受肝移植手术时机被认为是葛西手术术后胆红素持续在 10mg/dl 以上和年龄 120 天以上肝脏已出现明显硬化。

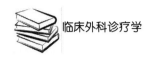

4 神经外科

4.1 脑疝

4.1.1 脑疝

正常颅腔内某一分腔有占位性病变时,该分腔的压力比邻近分腔的压力高,脑组织从高压区向低压区移位,被挤到附近的生理孔道或非生理孔道,使部分脑组织、神经及血管受压,脑脊液循环发生障碍而产生相应的症状群,称为脑疝。脑疝是由于急剧的颅内压增高造成的,在做出脑疝诊断的同时应按颅内压增高的处理原则快速静脉输注高渗降颅内压药物,以缓解病情,争取时间。当确诊后,根据病情迅速完成开颅术前准备,尽快手术去除病因,如清除颅内血肿或切除脑肿瘤等。

4.1.1.1 病因

脑内任何部位占位性病变发展到一定程度均可导致颅内各分腔因压力不均诱发脑疝。引起脑疝的常见病变有:

损伤引起的各种颅内血肿,如急性硬脑膜外血肿、硬脑膜下血肿、脑内血肿等。

各种颅内肿瘤特别是位于一侧大脑半球的肿瘤和颅后窝肿瘤。

颅内脓肿。

颅内寄生虫病及其他各种慢性肉芽肿。

先天因素,如小脑扁桃体下疝畸形。此外,如对颅内压增高的患者,腰椎穿刺释放过多的脑脊液,导致颅内各分腔之间的压力差增大,可促使脑疝的形成。

4.1.1.2 发病机制

正常情况下,颅腔被大脑镰和小脑幕分割成压力均匀、彼此相通的各分腔。小脑幕以上称幕上腔,又分为左右两分腔,容纳左右大脑半球;小脑幕以下称为幕下腔,容纳小脑、脑桥和延脑。当某种原因引起某一分腔的压力增高时,脑组织即可从高压力区通过解剖间隙或孔道向低压力区移位,从而产生脑疝。疝出的脑组织压迫邻近的神经、血管等组织结构,引起相应组织缺血、缺氧,造成组织损伤功能受损。

（1）神经受压或牵拉

脑疝压迫或牵拉临近脑神经产生损伤,最常见动眼神经损伤。动眼神经紧邻颞叶钩回,且支配缩瞳的神经纤维位于动眼神经的表层,对外力非常敏感。

（2）脑干病变

移位的脑组织压迫或牵拉脑干导致脑干变形、扭曲,影响上、下行神经传导束和神经核团功能,出现神经功能受损,

（3）血管变化

供应脑组织的动脉直接受压或者牵拉引起血管痉挛,造成缺血、出血、继发水肿和坏事软化,静脉淤滞,可东芝静脉破裂出血或神经组织水肿。

（4）脑脊液循环障碍

中脑周围脑池是脑脊液循环必经之路,小脑幕切迹疝可使中脑周围脑池受压,导致脑脊液向幕上回流障碍。

（5）疝出脑组织的变化

疝出脑组织可因血液循环障碍发生充血、出血或水肿,对临近组织压迫加重。

4.1.1.3　分类

按照脑疝部位分:将脑疝分为以下常见的三类:

小脑幕切迹疝:为幕上的颞叶的海马旁回、钩回通过小脑幕切迹被推移至幕下,或小脑蚓部及小脑前叶从幕下向幕上疝出。

枕骨大孔疝又称小脑扁桃体疝:为小脑扁桃体及延髓经枕骨大孔推挤向椎管内。

大脑镰下疝又称扣带回疝:一侧半球的扣带回经镰下孔被挤入对侧分腔。

4.1.1.4　分期

根据脑疝的发展规律,可将脑疝分为三期:

脑疝前驱期（脑疝初期）:指脑疝形成前的阶段,为颅内压增高促使脑缺氧加重所致。

脑疝代偿期（脑疝中期）:脑疝已经形成,脑干受压迫,但机体尚能通过一系列的调节代偿作用,勉强维持生命的阶段。

脑疝衰竭期（脑疝晚期）:脑干持续受压,代偿功能耗尽,出现功能衰竭。

4.1.1.5　临床表现

（1）小脑幕切迹疝

① 颅内压增高的症状:表现为剧烈头痛及频繁呕吐,其程度较在脑疝前更形加

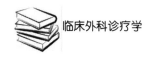

剧,并有烦躁不安。

② 意识改变:表现为嗜睡、浅昏迷以至昏迷,对外界的刺激反应迟钝或消失。

③ 瞳孔改变:两侧瞳孔不等大,初起时病侧瞳孔略缩小,光反应稍迟钝,以后病侧瞳孔逐渐散大,略不规则,直接及间接光反应消失,但对侧瞳孔仍可正常,这是由于患侧动眼神经受到压迫牵拉之故。此外,患侧还可有眼睑下垂、眼球外斜等。如脑疝继续发展,则可出现双侧瞳孔散大,光反应消失,这是脑干内动眼神经核受压致功能失常所引起。

④ 运动障碍:大多发生于瞳孔散大侧的对侧,表现为肢体的自主活动减少或消失。脑疝的继续发展使症状波及双侧,引起四肢肌力减退或间歇性地出现头颈后仰,四肢挺直,躯背过伸,呈角弓反张状,称为去大脑强直,是脑干严重受损的特征性表现。

⑤ 生命体征的紊乱:表现为血压、脉搏、呼吸、体温的改变。严重时血压忽高忽低,呼吸忽快忽慢,有时面色潮红、大汗淋漓,有时转为苍白、汗闭,体温可高达41℃以上,也可低至35℃以下而不升,最后呼吸停止,终于血压下降、心脏停搏而死亡。

(2)枕骨大孔疝

病人常只有剧烈头痛,反复呕吐,生命体征紊乱和颈项强直、疼痛,意识改变出现较晚,没有瞳孔的改变而呼吸骤停发生较早。

(3)大脑镰下疝

引起病侧大脑半球内侧面受压部的脑组织软化坏死,出现对侧下肢轻瘫,排尿障碍等症状。

4.1.1.6 诊断

注意询问是否有颅压增高症的病史或由慢性脑疝转为急性脑疝的诱因。颅压增高征患者神志突然昏迷或出现瞳孔不等大,应考虑为脑疝。颅压增高病人呼吸突然停止或腰椎穿刺后出现危象,应考虑可能为枕骨大孔疝。

诊断小脑幕切迹疝的瞳孔改变应注意下列各种情况:

病人是否应用过散瞳或缩瞳剂,是否有白内障等疾病。

脑疝病人如两侧瞳孔均已散大,不仅检查瞳孔,尚可检查两眼提睑肌肌张力是否有差异,肌张力降低的一侧,往往提示为动眼神经首先受累的一侧,常为病变侧。

脑疝病人两侧瞳孔散大,如经脱水剂治疗和改善脑缺氧后,瞳孔改变为一侧缩小,一侧仍散大,则散大侧常为动眼神经受损侧,可提示为病变侧。

脑疝病人,如瞳孔不等大,假使瞳孔较大侧光反应灵敏,眼外肌无麻痹现象,而瞳孔较小侧提睑肌张力低,这种情况往往提示瞳孔较小侧为病侧。这是由于病侧动眼神

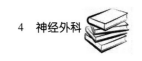

经的副交感神经纤维受刺激而引起的改变。

腰椎穿刺脑疝病人一般禁止腰椎穿刺。即使有时腰椎穿刺所测椎管内压力不高,也并不能代表颅内压力,由于小脑扁桃体疝可以梗阻颅内及椎管内的脑脊液循环。

CT 小脑幕切迹疝时可见基底池(鞍上池)、环池、四叠体池变形或消失。下疝时可见中线明显不对称和移位。

MRI:可观察脑疝时脑池的变形、消失情况,直接观察到脑内结构如钩回、海马旁回、间脑、脑干及小脑扁桃体。

4.1.1.7 治疗

脑疝是由于急剧的颅内压增高造成的,在做出脑疝诊断的同时应按颅内压增高的处理原则快速静脉输注高渗降颅内压药物,以缓解病情,争取时间。当确诊后,根据病情迅速完成开颅术前准备,尽快手术去除病因,如清除颅内血肿或切除脑肿瘤等。如难以确诊或虽确诊而病因无法去除时,可选用下列姑息性手术,以降低颅内高压和抢救脑疝。

(1)脑室外引流术

可在短期内有效地降低颅内压,暂时缓解病情。对有脑积水的病例效果特别显著。

(2)减压术

小脑幕切迹疝时可作颞肌下减压术,枕骨大孔疝时可作枕下减压术。这种减压术常造成脑组织的大量膨出,对脑的功能损害较大,故非迫不得已不宜采用。

(3)脑脊液分流术

适用于有脑积水的病例,根据具体情况及条件可选用脑室脑池分流术、脑室腹腔分流术以及脑室心房分流术等。

(4)内减压术

在开颅术中遇到脑组织大量膨出,无法关闭脑腔时,不得不作部分脑叶切除以达到减压目的。但这只能作为一种最后的方法来考虑。

4.1.1.8 疾病的预防及保健

脑疝是脑血管病的最危险信号。约有一半以上的病人死于脑疝。因此,在急性期应密切注意病人的呼吸、脉搏、体温、血压和瞳孔变化,及早发现脑疝,并积极进行脱水治疗,控制颅内高压,减少病死率。

4.1.2 急性脑疝

当颅腔内某一分腔有占位性病变时,该分腔的压力比邻近分腔的压力高,脑组织

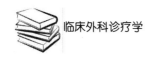

从高压区向低压区移位,导致脑组织、血管及神经等重要结构受压和移位,有时被挤入硬脑膜的间隙或孔道中,从而引起一系列严重临床症状和体征,称为脑疝。

4.1.2.1 病因

引起脑疝的常见病变有:损伤引起的各种颅内血肿,如急性硬脑膜外血肿、硬脑膜下血肿、脑内血肿等;各种颅内肿瘤特别是位于一侧大脑半球的肿瘤和颅后窝肿瘤;颅内脓肿;颅内寄生虫病及其他各种慢性肉芽肿。在上述病变的基础上如再附加一些人为的因素,例如作腰椎穿刺释放过多的脑脊液,使颅腔与椎管之间、幕上分腔与幕下分腔之间的压力差增大,可促使脑疝的形成。这种由于医源性因素造成的脑疝,临床医师应予避免。

4.1.2.2 临床表现

病人当发生脑疝时,移位的脑组织在小脑幕切迹或枕骨大孔处挤压脑干,脑干受压移位可致其实质内血管受到牵拉,严重时基底动脉进入脑干的中央支可被拉断而致脑干内部出血,出血常为斑片状,有时出血可沿神经纤维走行方向达内囊水平。由于同侧的大脑脚受到挤压而造成病变对侧偏瘫,同侧动眼神经受到挤压可产生动眼神经麻痹症状。移位的钩回、海马回可将大脑后动脉挤压于小脑幕切迹缘上致枕叶皮层缺血坏死。小脑幕切迹裂孔及枕骨大孔被移位的脑组织堵塞,从而使脑脊液循环通路受阻,则进一步加重了颅内压增高,形成恶性循环,使病情迅速恶化。

脑疝是颅压高的晚期并发症,长期因此以降颅压治疗,预防脑疝的发生最为重要,脑疝时应积极大力抢救予以大剂量脱水,药及急速供氧并迅速去除病因,但病情凶险预后不良。

(1)小脑幕切迹疝

① 颅内压增高的症状表现为剧烈头痛及频繁呕吐,其程度较在脑疝前加剧,并有烦躁不安。

② 意识改变表现为嗜睡、浅昏迷以至昏迷,对外界的刺激反应迟钝或消失。

③ 瞳孔改变表现为两侧瞳孔不等大,初起时病侧瞳孔略缩小,光反应稍迟钝,以后病侧瞳孔逐渐散大,略不规则,直接及间接光反应消失,但对侧瞳孔仍可正常,这是由于患侧动眼神经受到压迫牵拉之故。此外,患侧还可眼睑下垂、眼球外斜等。如脑疝继续发展,则可出现双侧瞳孔散大,光反应消失,这是脑干内动眼神经核受压致功能失常所引起。

④ 运动障碍大多发生于瞳孔散大侧的对侧,表现为肢体的自主活动减少或消失。

脑疝的继续发展使症状波及双侧,引起四肢肌力减退或间歇性地出现头颈后仰,四肢挺直,躯背过伸,呈角弓反张状,称为去大脑强直,是脑干严重受损的特征性表现。

⑤ 生命体征的紊乱表现为血压、脉搏、呼吸、体温的改变。严重时血压忽高忽低,呼吸忽快忽慢,有时面色潮红、大汗淋漓,有时转为苍白、汗闭,体温可高达41℃以上,也可低至35℃以下而不升,最后呼吸停止,终于血压下降、心脏停搏而死亡。

(2)枕骨大孔疝

病人常只有剧烈头痛,反复呕吐,生命体征紊乱和颈项强直、疼痛,意识改变出现较晚,没有瞳孔的改变而呼吸骤停发生较早。

(3)大脑镰下疝

引起病侧大脑半球内侧面受压部的脑组织软化坏死,出现对侧下肢轻瘫,排尿障碍等症状。

4.1.2.3 检查

常规检查。

CT检查。

4.1.2.4 并发症

脑疝常见并发症在早期是以中枢性高热、呼吸窘迫和消化道出血为主。

4.1.2.5 治疗

脑疝是颅内压增高引起的严重状况,必须作紧急处理。除必要的病史询问与体格检查外,由静脉输给高渗降颅内压药物,以暂时缓解病情。然后进行必要的诊断性检查以明确病变的性质及部位,根据具体情况做手术,去除病因。如病因一时不能明确或虽已查明病因但尚缺乏有效疗法时,则可选择下列姑息性手术来缓解增高的颅内压。

(1)脑室外引流术

可在短期内有效地降低颅内压,暂时缓解病情。对有脑积水的病例效果特别显著。

(2)减压术

小脑幕切迹疝时可作颞肌下减压术,枕骨大孔疝时可作枕下减压术。这种减压术常造成脑组织的大量膨出,对脑的功能损害较大,故非迫不得已不宜采用。

(3)脑脊液分流术

适用于有脑积水的病例,根据具体情况及条件可选用脑室脑池分流术、脑室腹腔

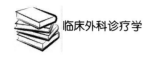

分流术以及脑室心房分流术等。

(4)内减压术

在开颅术中遇到脑组织大量膨出,无法关闭脑腔时,不得不作部分脑叶切除以达到减压目的。

4.2　颅脑损伤

4.2.1　颅脑损伤

颅脑损伤是一种常见外伤,可单独存在,也可与其他损伤复合存在。其分类根据颅脑解剖部位分为头皮损伤、颅骨损伤与脑损伤,三者可合并存在。头皮损伤包括头皮血肿、头皮裂伤、头皮撕脱伤。颅骨骨折包括颅盖骨线状骨折、颅底骨折、凹陷性骨折。脑损伤包括脑震荡、弥漫性轴索损伤、脑挫裂伤、脑干损伤。按损伤发生的时间和类型又可分为原发性颅脑损伤和继发性颅脑损伤。按颅腔内容物是否与外界交通分为闭合性颅脑损伤和开放性颅脑损伤。根据伤情程度又可分为轻、中、重、特重四型。

4.2.1.1　病因

和平时期颅脑损伤的常见原因为交通事故、高处坠落、失足跌倒、工伤事故和火器伤;偶见难产和产钳引起的婴儿颅脑损伤。战时导致颅脑损伤的主要原因包括房屋或工事倒塌、爆炸性武器形成高压冲击波的冲击。

4.2.1.2　临床表现

(1)一般表现

① 意识障碍:绝大多数病人伤后即出现意识丧失,时间长短不一。意识障碍由轻到重表现为嗜睡、蒙眬、浅昏迷、昏迷和深昏迷。

② 头痛、呕吐:是伤后常见症状,如果不断加剧应警惕颅内血肿。

③ 瞳孔:如果伤后一侧瞳孔立即散大,光反应消失,病人意识清醒,一般为动眼神经直接原发损伤;若双侧瞳孔大小不等且多变,表示中脑受损;若双侧瞳孔极度缩小,光反应消失,一般为桥脑损伤;如果一侧瞳孔先缩小,继而散大,光反应差,病人意识障碍加重,为典型的小脑幕切迹疝表现;若双侧瞳孔散大固定,光反应消失,多为濒危状态。

④ 生命体征:伤后出现呼吸、脉搏浅弱,节律紊乱,血压下降,一般经数分钟及十

多分钟后逐渐恢复正常。如果生命体征紊乱时间延长,且无恢复迹象,表明脑干损伤严重;如果伤后生命体征已恢复正常,随后逐渐出现血压升高、呼吸和脉搏变慢,常暗示颅内有继发血肿。

（2）特殊表现

① 新生儿颅脑损伤几乎都是产伤所致,一般表现为头皮血肿、颅骨变形、囟门张力高或频繁呕吐。婴幼儿以骨膜下血肿较多,且容易钙化。小儿易出现乒乓球样凹陷骨折。婴幼儿及学龄前儿童伤后反应重,生命体征紊乱明显,容易出现休克症状。常有延迟性意识障碍表现。小儿颅内血肿临床表现轻,脑疝出现晚,病情变化急骤。

② 老年人颅脑损伤后意识障碍时间长,生命体征改变显著,并发颅内血肿时早期症状多不明显,但呕吐常见,症状发展快。

③ 重型颅脑损伤常常可以引起水、盐代谢紊乱,高渗高血糖非酮性昏迷,脑性肺水肿及脑死亡等表现。

4.2.1.3 颅脑损伤的十大症状

昏迷:是反映颅脑损伤轻重的重要指标。

头痛:头部软组织损伤,骨折、颅内出血、脑血管功能紊乱及颅内压增高或减低。

呕吐:常由颅内出血刺激迷走神经或前庭系统所致。

瞳孔:多一大一小,或光反应差等,观察变化,对于病情和预后的估计都有很大价值。

眼球的位置和运动:同向凝视或运动受限等。

肢体活动障碍:单瘫、偏瘫。

截瘫、癫痫发作。

生命体征变化,颅脑损伤短时间内可出现脉搏慢、血压低、呼吸慢,多表示损伤严重。

颈强直等颈部不良反应。

外伤性神经症:伤后可出现癔症性反应,木僵状态或诈病等。

4.2.1.4 颅脑损伤的危害

颅脑外伤后造成损伤的特点及共性,严重者呈植物人状态,从有形的肢体运动功能障碍(肢体瘫痪)到无形的行为认知功能异常(哭闹、痴呆、神志不清)。随时会出现癫痫抽搐发作,病人多以青壮年为多,存活时日久远,虽然恢复期比较长,但最佳康复期在半年之内,面对残肢患者有极度的焦虑与恐惧感,对康复质量要求高,更多考虑其

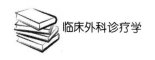

重返职业谋生等。

脑外伤后遗症——癫痫:脑外伤后癫痫是指脑外伤以后发生的癫痫。癫痫发作是由于大脑神经元的异常放电引起的。

脑外伤后遗症——失语:失语是指大脑皮质语言中枢受损后,导致的语言理解和表达能力丧失。语言障碍有多种表现形式。

一个人可以仅失去理解书面语言的功能(失读),而另一个人可能无法回忆或说出某物体的名称(命名性失语),有的命名性失语患者不记得物体正确的名称,而有的人知道这个词却无法表达出来。构音障碍是指不能清晰和准确地发音。生活中造成很多的不便。

脑外伤后遗症——失用:失用是指不能完成指令性的有目的的和连续的动作。失用患者对完成目的性或连续复杂动作的记忆似乎已丧失。四肢没有相应器质性损害,但却不能完成有目的的运动。比如画画这个动作,实际上包括一系列步骤,失用患者就不能按步骤完成。

4.2.1.5　检查

(1)X线平片检查

X线平片检查包括正位、侧位和创伤部位的切线位平片,有助于颅骨骨折、颅内积气、颅内骨片或异物诊断,但遇有伤情重笃病人不可强求。颅骨线性骨折时注意避免与颅骨骨缝混淆。

(2)CT检查

CT检查可以快速如实反映损伤范围及病理,还可以动态观察病变的发展与转归,但诊断等密度、位于颅底或颅顶、脑干内或体积较小病变尚有一定困难。

① 头皮血肿头皮软组织损伤的最主要的表现是帽状腱膜下血肿,呈高密度影,常伴凹陷骨折、急性硬膜下血肿和脑实质损伤

② 颅骨骨折CT能迅速诊断线性骨折或凹陷骨折伴有硬膜外血肿或脑实质损伤。CT骨窗像对于颅底骨折诊断价值更大,可以了解视神经管、眼眶及鼻窦的骨折情况。

③ 脑挫裂伤常见的脑挫裂伤区多在额、颞前份,易伴有脑内血肿,蛛网膜下腔出血等表现,呈混杂密度改变,较大的挫裂伤灶周围有明显的水肿反应,并可见脑室、脑池移位变窄等占位效应。

④ 颅内血肿:

急性硬膜外血肿典型表现为颅骨内板与脑表面有一双凸透镜形密度增高影。

急性硬膜下血肿表现为在脑表面呈新月形或半月形高密度区。慢性硬膜下血肿

在颅骨内板下可见一新月形、半月形混杂密度或等密度影,中线移位,脑室受压。脑内血肿表现为在脑挫裂伤附近或深部白质内可见圆形或不规则高密度或混杂密度血肿影。

(3)MRI 检查

对于等密度的硬膜下血肿、轻度脑挫裂伤、小灶性出血、外伤性脑梗死初期及位于颅底、颅顶或后颅窝等处的薄层血肿,MRI 检查有明显优势,但不适于躁动、不合作或危急病人。

4.2.1.6 诊断

应从以下几个方面判断伤情:意识状态、生命体征、眼部征象、运动障碍、感觉障碍、小脑体征、头部检查、脑脊液漏合并损伤。另外要考虑影响判断的因素如酒后受伤、服用镇静药物、强力脱水后、休克等。颅脑损伤早期诊断除了根据病人的致伤机制和临床征象之外,还要选择快速准确的检查方法,首选 CT 扫描。

4.2.1.7 一般原则

和平时期颅脑损伤多见于交通事故、厂矿事故;自然灾害,坠落、跌倒、爆炸、火器伤以及各种钝、利器对头部的伤害。常与身体其他部位的损伤合并存在。

(1)急诊脑外伤病人接诊处置

监测生命体征,观察意识状态,尤其是神志瞳孔等重点体征变化,询问病情,确定GCS 评分及分型。全身检查,确定有无胸、腹、脊柱、四肢复合伤,及时行头颅 CT 检查,做出初步诊断以及适当的急诊处置。根据病情,决定就地抢救或直接进入手术室施行急诊手术。

(2)救治原则

抢救生命(心－肺－脑复苏),解除脑疝,止血,预防感染,复合伤的治疗。

(3)各种类型的急诊手术

头皮和颅骨损伤的清创手术,血肿钻孔引流术,标准开颅血肿清除术。

(4)综合治疗

如降低颅内压,改善脑循环,激素类制剂(如甲泼尼龙,地塞米松)和止血药物的使用,预防性使用抗生素,水电解质平衡,全身营养与能量支持。

(5)危重病人抢救及监护

有休克的头部外伤应在急诊就地抗休克治疗。头皮外伤应简单止血包扎后再转送。保持呼吸道通畅,怀疑合并颈椎损伤者应佩带颈托。

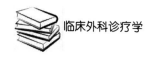

（6）康复治疗

预防和对症治疗各种外伤后并发症,高压氧,锻炼神经功能和认知能力的恢复,精神心理治疗。

4.2.1.8 治疗

（1）非手术治疗

绝大多数轻、中型及重型颅脑损伤病人多以非手术治疗为主。非手术治疗主要包括颅内压监护、亚低温治疗、脱水治疗、营养支持疗法、呼吸道处理、脑血管痉挛防治、常见并发症的治疗、水电解质与酸碱平衡紊乱处理、抗菌药物治疗、脑神经保护药物等。

（2）手术治疗

颅脑损伤手术治疗原则救治病人生命,恢复神经系统重要功能,降低死亡率和伤残率。手术治疗主要针对开放性颅脑损伤、闭合性颅脑损伤伴颅内血肿或因颅脑外伤所引起的并发症或后遗症。主要手术方式有大骨瓣减压术、开颅血肿清除术、清创术、凹陷性骨折整复术和颅骨缺损修补术。

4.2.2 重型颅脑损伤

颅脑损伤是因暴力直接或间接作用于头部引起颅脑组织的损伤。根据格拉斯哥昏迷记分法确定:或再次昏迷者为重型颅脑损伤。

4.2.2.1 病因

颅脑损伤是因暴力直接或间接作用于头部引起颅脑组织的损伤。根据格拉斯哥昏迷记分法确定:伤后昏迷6小时以上或再次昏迷者为重型颅脑损伤。

临床表现:颅脑损伤表现为意识障碍、头痛、恶心、呕吐、癫痫发作、肢体瘫痪、感觉障碍、失语及偏盲等。颅底骨折可出现脑脊液耳漏、鼻漏;脑干损伤出现意识障碍、呼吸循环障碍、去大脑强直,严重时发生脑疝危及生命。

治疗原则:重型颅脑损伤以紧急抢救、纠正休克、清创、抗感染及手术为主要治疗原则。

4.2.2.2 护理

（1）急救护理

① 症状观察及护理:首先了解病人受伤时间、原因、病情发展过程等。严密观察病人生命体征及意识、瞳孔、肢体活动情况,特别应注意病人有无休克、颅内出血、脑疝、机体其他部位的并发症。首先,迅速建立静脉通道,对脑疝病人立即静脉滴注脱水

药;对疑有颅内血肿的病人做好术前准备工作。

② 保持呼吸道通畅:颅脑损伤病人多伴有不同程度的意识障碍,故应采取侧卧位或平卧位,头偏向一侧,以利于呼吸道分泌物排出,防止呕吐物误吸引起窒息;舌后坠阻塞呼吸道时应放置导气管或用舌钳将舌拉出,必要时可行气管切开。

③ 纠正休克:开放性颅脑损伤时引起失血性休克,应使病人保持平卧、注意保暖、补充血容量。

④ 转送病人:当病人休克得到初步纠正,生命体征相对平稳后方可转送;当合并其他脏器损伤和骨折时,应先初步处理并发症再转送,转送中应准备好急救物品,并严密监测生命体征、意识、瞳孔、肢体活动、伤口情况,保持呼吸道通畅。

(2)一般护理

① 卧位:术前术后均应抬高床头 15 ~ 30 度,以利静脉回流,减轻脑水肿,有脑脊液鼻漏者,需半坐卧位;有脑脊液耳漏者,以头偏向患侧为宜,以便引流,防止脑脊液逆流造成颅内感染。

② 预防颅内感染:开放性颅脑损伤应及时清创及常规应用抗生素;有脑脊液耳、鼻漏者,要注意保持耳、鼻孔及口腔的清洁,尽可能避免挖鼻孔、打喷嚏和咳嗽,严禁阻塞,用水冲洗耳、鼻及经鼻吸痰和插胃管,以免引起逆行感染,每日测体温 4 次,密切观察有无颅内感染征象。

③ 高热护理:感染或脑干损伤均可引起高热,应查明原因。体温高时应及时给予降温,保持体温在正常或接近正常范围内。可采用药物及物理降温两种方法;对中枢性高热多以物理降温为主。如:酒精擦浴、冰袋降温、冰毯,必要时进行低温冬眠疗法。

④ 加强基础护理,防止并发症的发生:对于昏迷病人要注意保暖,定时拍背排痰,清理呼吸道,预防坠积性肺炎,按时给予翻身,保持床单清洁干燥,每日按摩骨突部位,做好皮肤护理,预防褥疮的发生。躁动病人谨慎使用镇静药,应由专人看护,给予适当约束,防止坠床及意外发生。

⑤ 冬眠的护理:冬眠疗法是采用冬眠药物和物理降温的方法使机体处于低温状态。广泛脑挫裂伤,脑干、丘脑下部损伤伴有中枢性高热者采用此疗法,以达到镇静、安眠、降低脑组织新陈代谢,提高脑组织对缺氧的耐受力,以保护受伤脑组织,减轻脑水肿。常用药物有冬眠Ⅰ号合剂。护理时应注意:

遵医嘱选用适当的冬眠合剂,待自主神经受到充分阻滞,机体御寒反应消除,病人进入昏睡状态后,再加用物理降温措施。因为如果没冬眠药物的保护,36℃ 以下的低温可使机体产生寒战,从而增加机体耗氧,并消耗能量。降温以肛温 32℃ ~ 34℃ 为

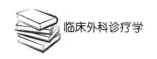

宜,冬眠时间一般为 3 ~ 5 天。

病人房间应保持安静,光线较暗,室温在 18 ~ 20℃。有专人看护,并备好急救药品和物品。病人应平卧,搬动病人或翻身时,动作要轻柔、缓慢,以防止发生体位性低血压。

治疗前观察并详细记录病人的生命体征、意识、瞳孔等,以比较治疗前后症状变化、治疗期间严密观察病情,特别是血压和体温的变化,发现异常及时采取措施。

冬眠药物最好静脉滴注,以便通过滴速的调节控制冬眠深度,使体温稳定在治疗要求范围内。保持呼吸道通畅,定时翻身、拍背,超声雾化吸入,以防止肺炎的发生;仔细观察皮肤及肢体末端的血液循环情况,并给予按摩以防止发生冻伤及褥疮等并发症。

停止冬眠治疗时,应首先停止物理降温,再停用冬眠药物。停止冬眠后,病人体温会自然升高,如因药物蓄积使复温困难时,可使用热水袋等方法升高。

⑥ 营养支持:颅脑外伤或术后采用静脉输液补充热量,输液总量一般不宜超过1500ml,以防止脑水肿的发生或发展。以后可根据病人的意识状态和胃肠功能改为流食或鼻饲饮食。

⑦ 健康指导:重型颅脑损伤病人昏迷时间较长,其护理是一个漫长的过程,且病情常有变化,因此护士要做到主动、细致、认真、负责。要指导家属掌握必要的护理知识,取得家属的配合,促进病人早日康复。

4.3 脑血管动脉瘤

颅内动脉瘤是指脑动脉内腔的局限性异常扩大造成动脉壁的一种瘤状突出过去人们称之为先天性脑动脉瘤,事实上先天性脑动脉瘤占脑动脉瘤的 70% ~ 80%。虽然称之为先天性脑动脉瘤,实际上指动脉中膜先天性的缺失,而并非动脉瘤是先天性的。自从 1927 年 Moniz 发明了脑血管造影以来,随着新技术、新方法的采用,人们对脑动脉瘤的诊断和治疗取得了很大的进展,尤其是近 20 年来,对脑动脉瘤的研究更为广泛、更为深刻。

4.3.1 病因

4.3.1.1 先天性因素

脑动脉管壁的厚度为身体其他部位同管径动脉的 2/3,周围缺乏组织支持,但承受的血流量大,尤其在动脉分叉部管壁中层缺少弹力纤维,平滑肌较少,由于血流动力学方面的原因,分叉部又最易受到冲击,这与临床发现分叉部动脉瘤最多向血流冲击方向突出是一致的。管壁的中层有裂隙、胚胎血管的残留、先天动脉发育异常或缺陷(如内弹力板及中层发育不良)都是动脉瘤形成的重要因素。先天动脉发育不良不仅可发展成囊性动脉瘤,也可演变成梭形动脉瘤。动脉瘤病人的 Willis 环变异多于正常人,两侧大脑前动脉近端发育不对称与前交通支动脉瘤的发生有肯定的关系,即动脉瘤由发育好的一侧前动脉供应,该侧不仅供血到动脉瘤,还供血到两侧前动脉。动脉瘤常与一些先天性疾患如颅内动静脉畸形、主动脉弓狭窄多囊肾、隐性脊柱裂、血管痣并存。有家族性颅内动脉瘤,这也是先天性原因的一个佐证。

4.3.1.2　动脉硬化

动脉壁发生粥样硬化使弹力纤维断裂及消失,削弱了动脉壁而不能承受巨大压力。硬化造成动脉营养血管闭塞,使血管壁变性。40~60 岁是动脉硬化发展的明显阶段同时也是动脉瘤的好发年龄,这足以说明二者的相互关系。尤其是梭形动脉瘤多与动脉硬化有关,也可由于先天性动脉发育不良。晚近发现垂体腺瘤病人较其他肿瘤易于并发颅内动脉瘤,但是否因长期高水平的生长激素诱发动脉硬化所致尚无定论。

4.3.1.3　感染

感染性动脉瘤约占全部动脉瘤的 4%。身体各部的感染皆可以小栓子的形式经血液播散停留在脑动脉的周末支,少数栓子停留在动脉分叉部颅底骨质感染颅内脓肿、脑膜炎等也会由外方侵蚀动脉壁,引起感染性或真菌性动脉瘤。感染性动脉瘤的外形多不规则。

4.3.1.4　创伤

颅脑闭合性或开放性损伤、手术创伤,由于异物、器械、骨片等直接伤及动脉管壁,或牵拉血管造成管壁薄弱形成真性或假性动脉瘤和平时期的创伤性动脉瘤多位于颈内动脉的海绵窦部,由于该部的颅骨骨折引起。战争弹片伤造成的颅内动脉瘤占战争创伤患者的 2.5%;大多数是由于弹片从翼点(额、顶、颞骨与蝶骨大翼交界处)穿入,造成大脑中动脉的主要分支、大脑前动脉的胼周动脉及眼动脉动脉瘤。

4.3.1.5　其他

此外还有一些少见的原因如肿瘤等也能引起动脉瘤颅底异常血管网症、脑动静脉畸形、颅内血管发育异常及脑动脉闭塞等也可伴发动脉瘤。

除上述各原因外,一个共同的因素是血流动力学的冲击因素。Hashimoto 将高血

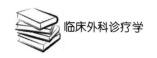

压鼠的一侧颈总动脉在颈部结扎则动脉瘤出现于前交通动脉及结扎侧的后交通动脉。当两侧颈总动脉都被结扎,则在大脑后动脉及基底动脉出现动脉瘤。这些动脉瘤的部位正是血流冲击力增加的部位临床上将脑动脉畸形切除,则有关的颅内动脉瘤也变小或消失。供应前交通支动脉瘤的一侧颈内动脉也多半供应两侧大脑前动脉,而对侧大脑前动脉近端发育不良,这些都支持了血流动力学这个因素。年轻病人有多囊肾使血压升高也会引起动脉瘤,甚至于多个动脉瘤。

4.3.2 检查诊断

4.3.2.1 诊断

对于绝大多数动脉瘤来说,确诊主要是根据自发性蛛网膜下腔出血和脑血管造影来确诊,腰穿是诊断蛛网膜下腔出血最简单和最可靠的方法。根据临床表现和上述辅助检查确诊动脉瘤并不困难。凡中年以后突发蛛网膜下腔出血或一侧展神经或动眼神经麻痹;有偏头痛样发作伴一侧眼肌麻痹;反复大量鼻出血伴一侧视力视野进行性障碍,以及出现嗅觉障碍者均应考虑到动脉瘤的可能,应及时行辅助检查或脑血管造影以明确诊断。一般来说,如果造影质量良好,造影范围充分阅片水平较高,则96%以上的动脉瘤可以得到确诊。

4.3.2.2 检查

(1)血常规、血沉及尿常规

一般无特异性变化。动脉瘤破裂出血早期白细胞常超过 $10 \times 10^9/L$,血沉也常轻度到中度增快,其增快程度与白细胞增多的程度相一致。早期可出现蛋白尿糖尿,严重者可出现管型尿,蛋白尿持续较短一般数天后即恢复正常。

(2)腰穿

动脉瘤未破裂时,腰穿脑脊液检查多无异常变化。在破裂出血时腰穿是诊断动脉瘤破裂后蛛网膜下腔出血的直接证据。腰穿压力多在 $1.96 \sim 2.84kPa$,但腰穿的时间与压力的变化亦有关,有人发现动脉瘤破裂后颅内压可急骤升高到 $8.8 \sim 19.6kPa$,半小时后颅内压下降。腰穿脑脊液常呈血性镜检可见脑脊液中含大量红细胞反复腰穿检查,可根据脑脊液内新鲜和陈旧性红细胞的多少,判断出血是否停止,但颅内压很高时,腰穿要慎重进行,缓慢放液,以免诱发脑疝。如果出血不多,又单纯破入脑实质内或硬膜下或蛛网膜下腔粘连,脑脊液内可无红细胞,一般在出血后2h腰穿才能发现脑脊液内有血液或离心后上清液变黄,出血最初脑脊液中白细胞与红细胞成比例,即每1万个红细胞就有1个白细胞;出血12h后脑脊液中白细胞开始增加,早期以中性为主,晚期以淋巴细胞为主,在脑脊液变黄 2~3 周后恢复正常,有时淋巴细胞可持续存在长达 48 天之久。出血后 1~2 周红细胞消失,3 周后脑脊液变黄。脑脊液中的细胞用特殊染色可发现含铁细胞,这种细胞在出血 4~6 周后增多,持续存在 17 周,用这种方法可在蛛网膜下腔出血 4 个月后仍能判断是否有过出血。

脑脊液生化检查,糖和氯化物多正常,蛋白增高。这是由于红细胞溶解后释放出大量血红蛋白及出血后渗出反应所致,通常在 1g/L 左右,有人认为脑脊液中每 1 万个红细胞溶解可增高 150mg/L 的蛋白质。一般在出血后 8~10 天蛋白质增高幅度最大,以后逐渐下降。另外,应注意区别腰穿损伤所致的血性脑脊液,一般腰穿损伤性血性脑脊液,离心后的上层液体无红色或黄色变化,对联苯胺无阳性反应。

（3）CT

CT 扫描虽然在确定动脉瘤的存在、大小或位置等方面不如脑血管造影,但是,它却安全、迅速,病人无痛苦,不影响颅内压,可以随时采用,并能反复多次随诊观察。高分辨力的 CT 诊断动脉瘤有以下优点:

① 强化扫描:可显示直径在 5mm 以上的动脉瘤,对颅底动脉瘤的诊断率可达 50%~60%;巨大型动脉瘤 CT 平扫或强化扫描均可发现,表现为动脉瘤周围有脑水肿或脑软化呈低密度区,瘤壁可因钙化而呈高密度,瘤内因层状血栓而呈高密度,瘤腔中心流动的血流密度又有差别,因此可见密度不同的同心环状图像,称之为“靶环征”这是巨大型动脉瘤的 CT 特征。

② 除显示动脉瘤外,尚能显示其伴发的蛛网膜下腔出血、脑内脑室内或硬膜下血肿、脑梗死、脑积水等,并能显示出血肿的大小梗死的范围脑积水的程度是否有再出血等,因此避免了反复腰穿及反复脑血管造影。

③ 可以发现多发性动脉瘤并能显示出哪一个动脉瘤破裂。

④ 根据蛛网膜下腔出血的分布及密度的情况可估计出血的来源。例如,大脑正中裂和额叶底部以及脑室内积血多提示为前交通动脉动脉瘤出血;外侧裂积血提示大脑中动脉动脉瘤破裂出血;颞叶出血可能为颈内动脉及大脑中动脉动脉瘤出血等。

⑤ 可以了解蛛网膜下腔内局限性和弥漫性积血的情况预测脑血管痉挛的发生,如蛛网膜下腔,尤其是脑池内存在 3mm×5mm 以上大小的血凝块或弥漫性积血达 1mm 厚时常提示将可能发生严重的脑血管痉挛。

⑥ CT 扫描可对动脉瘤进行动态追踪观察以便及时掌握手术时机及判断预后等。但是 CT 扫描不能完全替代脑血管造影最终还是需要脑血管造影来证实。

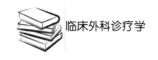

（4）MRI 扫描

① 在动脉瘤出血急性期应先做 CT 扫描 MRI 难以查出很早期的急性脑内血肿与蛛网膜下腔出血,但高场强及重度 T2 加权像时 MRI 也能发现很早的急性出血。

② 对于无症状的有少量渗血而未破裂的动脉瘤,MRI 可以查出并对预测动脉瘤破裂有重要价值。

③ 对于蛛网膜下腔出血脑血管造影阴性者,MRI 诊断价值最大,因为这类动脉瘤体积小,属于血栓性动脉瘤,脑血管造影难以充分显影,MRI 却能准确地显示出动脉瘤的位置。

④ 怀疑蛛网膜下腔出血而 CT 扫描阴性者,MRI 十分有用,因为亚急性(出血量少)与慢性蛛网膜下腔出血(等密度)后释放的正铁血红蛋白在 T1 与 T2 加权像上均呈高信号。

⑤ 对于多发性动脉瘤出血,CT 能显示出血但不能指出出血的具体动脉瘤、脑血管造影对判断出血的动脉瘤亦不够准确,而 MRI 则能显示出出血的动脉瘤。

⑥ 对于动脉瘤破裂造成的陈旧性蛛网膜下腔出血,MRI 也能显示,表现为脑表面铁末沉积征即在 T2 加权像上呈明显的线样"镶边"影。而 CT 则不能明确地显示出是否有过蛛网膜下腔出血或动脉瘤是否有过破裂出血。

⑦ MRI 可直接显示动脉瘤,并可显示动脉内的血流在 T1 与 T2 加权像上瘤体是无信号,动脉瘤内血栓在 T1 与 T2 加权像上呈高信号瘤壁呈环状低信号

⑧ 巨大型动脉瘤在 MRI 上呈混杂信号,即血流与涡流呈无信号。钙化呈无信号,血栓呈高信号,含铁血黄素呈低信号等。

（5）体感诱发电位检查

刺激正中神经时可记录体感诱发电位,颅内动脉瘤病人发生蛛网膜下腔出血及临床症状者,其体感诱发电位与正常人的显著不同即中枢传导时间延长。它的显著延长表示预后不好。这种差别在手术后 48h 即能被查出来。两半球的传导时间不同也可用于判断预后,但是这种显著的不同要在术后 48～72h 才显现出来,比 CCT 的变化要小。

（6）多普勒超声检查

对术前颈总动脉、颈内动脉、颈外动脉及椎基底动脉的供血情况结扎这些动脉后或颅内外动脉吻合后血流方向及血流量,可做出估计。

（7）脑血管造影

最后确定诊断有赖于脑血管造影。凡病人有蛛网膜下腔出血、自发的 Ⅲ～Ⅳ 脑神

经麻痹或后组脑神经障碍等均应行脑血管造影检查。造影能显示动脉瘤的部位、大小、形态、数目、囊内有无血栓,动脉硬化及动脉痉挛的范围、程度,有无颅内血肿或脑积水,瘤蒂大小及是否适于夹闭等此外还可了解血管的正常与变异侧支循环。做一侧颈动脉造影时压迫对侧颈部颈动脉,或行椎动脉造影时压迫颈动脉,能观察前交通支或后交通支的供血情况,作为术中能否暂时或永久阻断颈动脉或椎动脉的参考。约16%的动脉瘤内有血栓形成,动脉瘤与动脉影像重叠或动脉痉挛使动脉瘤不显影第一次血管造影未显影,在几天或几周后再造影时约有 20% 的动脉瘤可再度显影。所以反复造影、多位像投照有时是必要的,应行四(双侧颈动脉和双侧椎动脉)血管造影,以免漏掉动脉瘤或漏掉多发动脉瘤。前交通支动脉瘤多由一侧大脑前动脉供血,作对侧颈内动脉造影时压迫病侧颈动脉,可能使两侧大脑前动脉皆显影而动脉瘤不显影所以对这种病例只行对侧颈内动脉造影,可能会将动脉瘤漏掉。

关于血管造影时间,Ⅰ～Ⅱ级者可尽早造影,一般认为出血后 3 天内造影并发症最少,第 4 天开始增加,2～3 周最高临床症状为Ⅲ～Ⅳ级而怀疑有颅内血肿者也应尽早造影。Ⅴ级者可做 CT 或 MRI 检查以排除血肿和脑积水,以免造影加重症状。还有人主张除Ⅴ级者外皆应尽早行血管造影,以利尽早手术,防止再出血。不过 5h 内做血管造影容易造成再出血。

通过直接经皮穿刺颈部行颈内动脉造影适用于颈内动脉系统动脉瘤。椎动脉系统因直接穿刺的成功率仅为 50% 且易引起动脉痉挛,故经皮穿刺股动脉插管或穿刺肱动脉高压注射药物较好为避免遗漏多发性动脉瘤,现多采用经股动脉插管行四血管造影的方法,在透视下将不同型号的导管运用抽插捻转等手法送进两侧颈总动脉、颈内动脉、颈外动脉及椎动脉内,分别注射药物造影。

Willis 动脉环前半部动脉瘤常规动脉造影拍正、侧位片后半部者拍侧位及汤氏位片。除此而外还可根据情况加上不同斜位、颅底位及立体片等,以显示小的动脉瘤及瘤蒂。放大、减影装置及断层技术也都有助于得到更为清晰的动脉瘤 X 光片。清楚地显示动脉瘤蒂对手术切口的设计、动脉瘤夹的选用正确地估计预后都有很大帮助。

MRA 能显示整个脑血管系统不需要注射造影剂,因而无注射造影剂的危险,也没有对造影剂过敏的问题。多发动脉瘤多分布在两侧或颈内、椎动脉两个系统中,也有的分布在一侧,甚至于在一条主要动脉上。造影中如何判断多发性动脉瘤中哪一个出血很重要。动脉瘤形状不规则者出血可能性最大载瘤动脉痉挛或有颅内血肿压迫表现以及出现邻近神经结构损伤症状的动脉瘤应考虑有出血。MRA 加上 MRI 或者 MRA 加上 CT 会在这方面提供重要帮助。

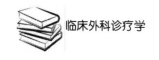

术中夹闭动脉瘤后或手术结束行血管造影,可了解瘤蒂是否完全被夹闭。如夹得不好则拆开切口重新夹闭仅结扎供血动脉的病人在术后造影,可了解是否有效。偶有动脉瘤由于技术原因无法将瘤蒂完全夹闭者,可用血管造影随访如又形成动脉瘤,可及时栓塞,也可再行手术上述这些血管造影也可用 MRA 代替。

4.3.3 治疗

颅内动脉瘤非手术治疗主要目的在于防止再出血和控制动脉痉挛等。适用于下述情况:病人病情不适合手术或全身情况不能耐受开颅;诊断不明确需进一步检查;病人拒绝手术或手术失败;作为手术前后的辅助治疗手段。

防止再出血包括绝对卧床休息、镇痛抗癫痫、安定剂、导泻药物使患者保持安静,避免情绪激动。抗纤维蛋白溶解剂(氨基己酸抗氨甲环酸、抑酞酶等);控制血压。预防及治疗脑动脉痉挛,使用钙拮抗药如尼莫地平脑脊液引流使用皮质类固醇药物等。用经颅超声监测颅内动脉,维持正常的脑灌注压。根据病情退热、抗感染、加强营养,维持水电解质平衡监测心血管功能要严密观察生命体征及神经系统体征变化。对昏迷病人需加强特殊护理。

4.3.3.1 控制性低血压

是预防和减少动脉瘤再次出血的重要措施之一,但不宜降得过多,最好用经颅超声监测。因为出血后颅内压增高,若再伴有动脉痉挛脑供血已相应减少,血压降得过低会造成脑灌注不足而引起损害。通常降低 10% ~20% 即可。高血压患者则降低收缩压原有水平的 30% ~35%,同时注意观察患者病情,如有头晕、意识恶化等缺血症状应予适当回升。

蛛网膜下腔出血后可能出现颅内压增高及脑积水,应用甘露醇、脑室引流、维生素 E 及肾上腺皮质激素等。

4.3.3.2 降低颅内压

甘露醇不仅能降低颅内压,增加脑血流量,推迟血-脑脊液屏障损害并减轻脑水肿,还能增加手术中临时阻断脑动脉的时间。动物试验证实甘露醇对脑组织有保护作用。在其保护下,缺血脑组织的脑电波能恢复得较好。维生素 E 加地塞米松和甘露醇有很强的抗水肿作用。如再加上血代效果更佳。给蛛网膜下腔出血的 Ⅱ 及 Ⅳ 级病人可使用甘露醇,每小时给 20% 甘露醇 1.5mg/kg 以后 2 天增加 20% 临床症状显著进步,在 24h 即恢复到 Ⅰ 或 Ⅱ 级。甘露醇保护脑组织的具体机制尚不清楚,动物试验阻断局部脑血流 30s,出现可逆性变化;阻断 120min,则出现神经细胞的皱缩,星形细胞膨大;12h 星形细胞崩溃;24h 神经细胞即已破坏,出现大量粒性白细胞。一支毛细血管阻塞 120min 后管腔即变小,内皮细胞增多可见脑梗死的形成是很快的。而在应用甘露醇后 120min,毛细血管及神经细胞均未发生明显的病理性改变。用动物的脑水肿模型发现:5 例应用甘露醇并阻断血流 2h,仅 1 例出现脑水肿。阻断 4h,仍半数有效如阻断 6h,则无作用。所以甘露醇的有效作用时间大约为 2h 用兔做试验,如用甘露醇加血代,则阻断 6h 仍无脑水肿出现。但单纯用甘露醇或血代,则不能控制丘脑出血性脑梗死的发生。

临床应用 20% 甘露醇,每公斤体重给 10ml,允许阻断血流 100min。所以动脉瘤破裂时,可将其输入及输出段动脉完全暂时夹闭。用甘露醇加血代后做大脑中动脉早期血管重建术治疗脑梗死,可获得良好效果。入院时昏迷的病人可先用 20% 甘露醇静脉注射加脑室引流。经过这种处理后病人有反应,如呼之能应或压眶上神经有防御反应,即考虑手术。然而应用甘露醇增加血容量,使平均血压增高,也偶有使动脉瘤破裂的危险。其他如低分子右旋糖酐也对改善微循环有利。

4.3.3.3 脑脊液引流

脑动脉瘤出血后急性期在脑表面及脑内可有大量积血使颅内压增高需做脑室引流等降低颅内压力,才能在手术时分离开脑组织进至动脉瘤有的因小的血肿或凝血块阻塞室间孔或大脑导水管,引起急性脑积水而出现意识障碍需做紧急的脑室引流脑动脉瘤出血后的慢性时期由于基底池等的粘连,也会引起脑积水颅内压也可能正常,但病人的脑室扩大,同时出现反应迟钝等症状,行脑室引流会使情况改善。

颅内动脉瘤的手术治疗:颅内动脉瘤病人发生了蛛网膜下腔出血应早期手术(夹闭瘤蒂或栓塞动脉瘤),术中采取保护脑的措施(甘露醇、巴比妥类药、异氟烷),术后扩容治疗。目前对于脑前半循环动脉瘤及后半循环的动脉瘤椎基底动脉连接部动脉瘤、小脑前下动脉及小脑后下动脉动脉瘤在蛛网膜下腔出血后早期手术,而对基底动脉及大脑后动脉第一部分的动脉瘤多等待其神经症状改善及稳定后再手术。

麻醉多用全身麻醉。麻醉前予镇静剂及止痛剂。对于巨型动脉瘤或复杂的动脉瘤,特别是基底动脉动脉瘤,有人主张在深低温下停止血液循环,并用巴比妥类药物保护组织必要的器械有手术显微镜、显微手术器械、双极电凝器、无损伤性临时血管阻断夹,以及各种不同形状、角度、大小的动脉瘤夹。动脉瘤夹应光滑有弹性、无裂纹、有槽、强度可靠,既能造成内膜一定的创伤使之粘连紧密,又不会夹断或划破管壁;既能开闭自如,又能长久固定在夹闭位置上不因动脉搏动而移位、脱落或断裂。夹持要细巧,有各种角度,易于开合。

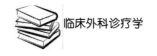

　　有条件时手术中可用体感诱发电位监测,刺激正中神经及记录中枢传导时间、N14 峰(于 C2 记录)与 N20 峰(皮质记录)间的传导时间使用海罗芬、牵拉脑组织、暂时阻断脑动脉时 CCT 延长。

5 心胸外科

5.1 肋骨骨折

肋骨共 12 对,平分在胸部两侧,前与胸骨、后与胸椎相连,构成一个完整的脚廓。胸部损伤时,无论是闭合性损伤或开放性损伤,肋骨骨折最为常见,约占胸廓骨折的 90% 。不同的外界暴力作用方式所造成的肋骨骨折病变可具有不同的特点:作用于胸部局限部位的直接暴力所引起的肋骨骨折,断端向内移位,可刺破肋间血管、胸膜和肺,产生血胸或(和)气胸,间接暴力如胸部受到前后挤压时,骨折多在肋骨中段,断端向外移位,刺伤胸壁软组织,产生胸壁血肿。枪弹伤或弹片伤所致肋骨骨折常为粉碎性骨折,儿童肋骨富有弹性,不易折断,而成人,尤其是老年人,肋骨弹性减弱,容易骨折。

5.1.1 发病机制

5.1.1.1 病因

在小儿和青年期,肋骨本身富有弹性,不易折断,有时有胸内脏器损伤而不发生肋骨骨折,老年人肋骨脱钙,脆弱,有时因轻伤甚至用力咳嗽或喷嚏,也可引起骨折,肋骨骨折一般由外来暴力所致,直接暴力作用于胸部时,肋骨骨折常发生于受打击部位,骨折端向内折断,同时胸内脏器造成损伤。

间接暴力作用于胸部时,如胸部受挤压的暴力,肋骨骨折发生于暴力作用点以外的部位,骨折端向外,容易损伤胸壁软组织,产生胸部血肿。

开放性骨折多见于火器或锐器直接损伤,此外,当肋骨有病理性改变如骨质疏松,骨质软化或原发性和转移性肋骨肿瘤的基础上发生骨折,称为病理性肋骨骨折。

5.1.1.2 临床表现

偶尔由于剧烈的咳嗽或喷嚏等,胸部肌肉突然强力收缩而引起肋骨骨折,称为自发性肋骨骨折,多发生在腋窝部的第 6~9 肋,当肋骨本身有病变时,如原发性肿瘤或

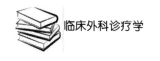

转移瘤等,在很轻的外力或没有外力作用下亦可发生肋骨骨折,称为病理性肋骨骨折。

肋骨骨折多发生在第 4~7 肋;第 1~3 肋有锁骨,肩胛骨及肩带肌群的保护而不易伤折;第 8~10 肋渐次变短且连接于软骨肋弓上,有弹性缓冲,骨折机会减少;第 11 和 12 肋为浮肋,活动度较大,甚少骨折,但是当暴力强大时,这些肋骨都有可能发生骨折。

仅有 1 根肋骨骨折称为单根肋骨骨折,2 根或 2 根以上肋骨骨折称为多发性肋骨骨折,肋骨骨折可以同时发生在双侧胸部,每肋仅一处折断者称为单处骨折,有两处以上折断者称为双处或多处骨折,序列性多根多处肋骨骨折或多根肋骨骨折合并多根肋软骨骨骺脱离或双侧多根肋软骨骨折或骨骺脱离,则造成胸壁软化,称为胸壁浮动伤,又称为连枷胸。

局部疼痛是肋骨骨折最明显的症状,且随咳嗽,深呼吸或身体转动等运动而加重,有时患者可同时自己听到或感觉到肋骨骨折处有"咯噔咯噔"的骨摩擦感,疼痛以及胸廓稳定性受破坏,可使呼吸动度受限,呼吸浅快和肺泡通气减少,患者不敢咳嗽,痰潴留,从而引起下呼吸道分泌物梗阻,肺实变或肺不张,这在老弱患者或原有肺部疾患的患者尤应予以重视,在连枷胸,当吸气时,胸腔负压增加,软化部分胸壁向内凹陷;呼气时,胸腔压力增高,损伤的胸壁浮动凸出,这与其他胸壁的运动相反,称为"反常呼吸运动",反常呼吸运动可使两侧胸腔压力不平衡,纵隔随呼吸而向左右来回移动,称为"纵隔摆动",影响血液回流,造成循环功能紊乱,是导致和加重休克的重要因素之一,连枷胸时胸痛和胸廓稳定性破坏更为严重,反常呼吸运动更使呼吸运动受限,咳嗽无力,肺活量及功能残气量(FRC)减少,肺顺应性和潮气量降低,常伴有严重的呼吸困难及低氧血症,过去曾认为,连枷胸时有部分气体随着吸气和呼气而在健侧和伤侧肺内之间来回流动,不能与大气交换,称为残气对流或摆动气,是造成呼吸功能障碍的主要原因,而目前认为摆动气并不存在,而连枷胸所常伴有的肺挫伤可使肺泡和间质出血、水肿、肺泡破裂和不张,是引起呼吸功能障碍的重要原因。

无合并损伤的肋骨骨折称为单纯性肋骨骨折,除了合并胸膜和肺损伤及其所引起的血胸或(和)气胸之外,还常合并其他胸部损伤或胸部以外部位的损伤,诊断中尤应注意,第 1 或第 2 肋骨骨折常合并锁骨或肩胛骨骨折,并可能合并胸内脏器及大血管损伤,支气管或气管断裂,或心脏挫伤,还常合并颅脑伤;下胸部肋骨骨折可能合并腹内脏器损伤,特别是肝,脾和肾破裂,还应注意合并脊柱和骨盆骨折,但是,当第 7 肋以下的肋骨骨折时,由于骨折处肋间神经受刺激,产生传导性腹痛,应注意与腹腔脏器损伤所引起的示位性腹痛相鉴别。

5.1.2　检查诊断

5.1.2.1　检查

X线胸片上大都能够显示肋骨骨折,但对于肋软骨骨折,"柳枝骨折",骨折无错位,或肋骨中段骨折在胸片上因两侧的肋骨相互重叠处,均不易发现,应行CT等进一步检查并结合临床表现来判断以免漏诊。

5.1.2.2　病情诊断

肋骨骨折的诊断主要依据受伤史,临床表现和X线胸片检查。如有胸部外伤史,胸壁有局部疼痛和压痛,胸廓挤压试验阳性,应想到胸廓骨折可能,结合X线检查可确诊,如果压痛点可触到摩擦音,诊断可确立,如果胸壁出现反常呼吸运动,说明有多根多处肋骨骨折。

5.1.2.3　鉴别诊断

肋骨骨折时,无移位性骨折是误诊的主要原因,肋骨的结构比较单薄,缺乏对比,无移位的骨折线比较细微,容易误诊。当伴有其他严重伤病时易忽略肋骨骨折的存在,如发生肺挫伤合并液气胸、心脏损伤、锁骨骨折、肩胛骨骨折及结核性胸膜炎胸膜肥厚时易造成误诊,故临床上应仔细进行鉴别。

临床上肋骨骨折还需与肺内结节状病变进行鉴别:肋骨骨折在愈合过程中,在骨折两端形成膨胀状骨痂,类似结节状肺内病变,特别是年长者,在无明显外伤史情况下容易误诊为肺内结节状病变,尤其当肋骨横行骨折时,骨痂形成呈结节状,因骨折缝呈上下走向,近骨折缝骨痂厚,形成半圆形,在正位胸片上,肋骨上下缘半圆形,形成圆形结节影,非常像肺部结节状病变与肋骨重叠,因肋骨腋侧骨折,所以其外侧与侧胸壁相贴,在肺野衬托下,真假难辨,因骨痂形成有连贯性,所以其边缘光整,规则,无分叶凹陷及胸膜凹陷征象,故在难以确诊的情况下,应做CT检查,CT检查分辨率高,骨小梁通过骨折缝清晰可见。

5.1.2.4　并发症状

(1)急性心力衰竭

肋骨骨折并发急性心力衰竭的病例多为多发性肋骨骨折,此病的患者早期应密切观察生命体征及病情变化,防止心肺功能衰竭,一旦出现早期症状应立即组织抢救,严防发生心搏骤停,心跳一旦停止不宜行胸外心脏按压术,因胸外心脏按压术能使肋骨骨折断端加深对心肺的损伤,影响抢救效果危及患者生命,应立即作开胸,胸内心脏按

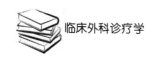

压术,胸内心脏按压心排血量高于胸外心脏按压,效果较好,多发性肋骨骨折患者住院后,应立即用胸肋固定带或其他方法,固定胸壁,防止产生反常呼吸运动,导致心肺功能损害,产生不良后果,将疾病控制在萌芽状态。

（2）肺不张

肺不张的病因中由肿瘤引起者占59.5%居首位,炎症占32.7%,结核占4%居第3位,而左侧多发性肋骨骨折引发右侧肺不张显然是由感染引起的。肋骨骨折可以合并胸腔内脏器损伤等。

5.1.3 治疗方法

肋骨骨折的治疗原则为镇痛、清理呼吸道分泌物、固定胸廓、恢复胸壁功能和防治并发症。镇痛方法很多,可口服或肌肉静脉注射镇痛剂和镇静剂;或应用自控止痛泵;也可肋间神经阻滞和痛点封闭和选用活血化瘀通络药物,用中药接骨散治疗,对减轻骨折局部软组织肿胀和疼痛,加速骨折愈合有良好效果。老年人的单纯性肋骨骨折如处理不当,可因疼痛限制其有效的呼吸运动和咳嗽排痰,使肺的顺应性在较低的基础上进一步下降,易造成呼吸窘迫和缺氧,肺部的感染率升高,故对老年人肋骨骨折,应严密观察和积极处理。积极鼓励和协助患者咳嗽、排痰及早期下床活动,对减少呼吸系统并发症。固定胸廓方法因肋骨骨折损伤程度与范围不同而异。

5.1.3.1 单处闭合性肋骨骨折的治疗

骨折两端因有上下肋骨和肋间肌支撑,发生错位、活动很少,多能自动愈合。固定胸廓主要是为了减少骨折端活动和减轻疼痛,方法有:宽胶条固定、多带条胸布固定或弹力胸带固定。单纯性肋骨骨折的治疗原则是止痛、固定和预防肺部感染。可口服或必要时肌注止痛剂。

5.1.3.2 连枷胸的治疗

纠正反常呼吸运动,抗休克、防治感染和处理合并损伤。当胸壁软化范围小或位于背部时,反常呼吸运动可不明显或不严重,可采用局部夹垫加压包扎。但是,当浮动幅度达3厘米以上时可引起严重的呼吸与循环功能紊乱,当超过5厘米或为双侧连枷胸软胸综合征时,可迅速导致死亡,必须进行紧急处理。

5.1.3.3 开放性骨折的治疗

应及早彻底清创治疗。清除碎骨片及无生机的组织,咬平骨折断端,以免刺伤周围组织。如有肋间血管破损者,应分别缝扎破裂血管远近端。剪除一段肋间神经,有利于减轻术后疼痛。胸膜破损者按开放性气胸处理。术后常规注射破伤风抗毒血清

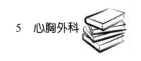

和给予抗生素防治感染。

肋骨骨折多可在 2~4 周内自行愈合,治疗中也不像对四肢骨折那样强调对合断端。单纯性肋骨骨折本身并不致命。

5.2　自发性气胸与脓胸

5.2.1　自发性气胸

自发性气胸是指因肺部疾病使肺组织和脏层胸膜破裂,或靠近肺表面的肺大疱、细微气肿包自行破裂,使肺和支气管内空气逸入胸膜腔。多见于男性青壮年或患有慢性支气管炎、肺气肿、肺结核者。本病属肺科急症之一,严重者可危及生命,及时处理可治愈。

5.2.1.1　病因

胸膜腔是脏 – 壁层胸膜间的一个闭合的腔。由于肺的弹性回缩力,它是一负压腔 $[-0.29~0.49kPa(-3.5cmH_2O)]$。当某种诱因引起肺泡内压急剧升高时,病损的肺 – 胸膜发生破裂,胸膜腔与大气相通,气流便进入胸腔而形成自发性气胸。自发性气胸大都是继发性的。部分患者由于在呼气时肺回缩,或因有浆液渗出物使脏层胸膜自行封闭,不再有空气漏入胸膜腔,成为闭合性(单纯性)气胸;部分患者的肺组织已与壁层胸膜粘连,气胸形成时肺组织破裂瘘孔或细支气管胸膜瘘孔不能随肺压缩而闭合,致使瘘孔持续开放,胸腔压力接近于零,而成为“交通性(开放性)气胸”;部分患者因支气管狭窄、半阻塞而形成活瓣样,以致吸气时空气进入胸腔,呼气时仍稽留于此,胸腔压力可超过 $1.96kPa(20cmH_2O)$,成为“张力性(高压性)气胸”;由于上述原因,自发性气胸常难以愈合,再发气胸、局限性气胸比较多见,而单纯的闭合性气胸反而较少。

5.2.1.2　临床表现

(1)呼吸困难

气胸发作时患者均有呼吸困难,其严重程度与发作的过程、肺被压缩的程度和原有的肺功能状态有关。在年轻的呼吸功能正常的患者,可无明显的呼吸困难,即使肺被压缩 >80%,亦仅能在活动时稍感胸闷,而在患有慢性阻塞性肺气肿的老年患者,肺被轻度压缩就有明显的呼吸困难。急性发作的气胸,症状可能更明显;而慢性发作的

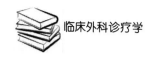

气胸,健侧肺脏可以代偿性膨胀,临床症状可能会较轻。

（2）胸痛

气胸发生时常突然出现尖锐性刺痛和刀割痛,与肺大疱突然破裂和肺被压缩的程度无关,可能与胸膜腔内压力增高、壁层胸膜受牵张有关。疼痛部位不固定,可局限在胸部,亦可向肩、背、上腹部放射。明显纵隔气肿存在时,可出现持续的胸骨后疼痛。疼痛是气胸患者最常见的主诉,而且在轻度气胸时,可能是唯一症状。

（3）刺激性咳嗽

自发性气胸时偶有刺激性咳嗽。

（4）其他症状

气胸合并血气胸时,如出血量多,患者会心悸、血压低、四肢发凉等。

5.2.1.3 检查

（1）动脉血气检查

急发期气胸患者由于萎陷肺组织的无效灌流,引起右到左的分流而出现低氧血症。后期由于萎陷肺的血流减少,低氧血症反而可以有所缓解。中青年人气胸一般在肺被压缩20%～30%才会出现低氧血症。自发性气胸者常在轻度肺压缩时即发生低氧血症。

（2）实验室检查

胸腔气体分析:运用胸腔气体 PaO_2、$PaCO_2$ 及 $PaO_2/PaCO_2$ 比值 3 项指标,对判断气胸类型有一定意义。闭合性气胸的胸腔内 $PaO_2 \leq 5.33kPa(40mmHg)$、$PaCO_2$ 常 $> 5.33kPa$、$PaO_2/PaCO_2 > 1$;开放性气胸 PaO_2 常 $> 13.33kPa(100mmHg)$、$PaCO_2 < 5.33kPa$、$PaO_2/PaCO_2 < 0.4$;张力型气胸 PaO_2 常 $> 5.33kPa$、$PaCO_2 < 5.33kPa$、$PaO_2/PaCO_2 > 0.4$ 但 < 1。

（3）影像学检查

① X 线检查:X 线检查是诊断气胸最可靠的方法,可显示肺萎缩程度、有无胸膜粘连、纵隔移位及胸腔积液等。气胸侧透明度增强,无肺纹理,肺萎缩于肺门部,和气胸交界处有清楚的细条状肺边缘,纵隔可向健侧移位,尤其是张力性气胸更显著;少量气胸则占据肺尖部位,使肺尖组织压向肺门;如有液气胸则见液平面。

② CT 检查:对胸腔内少量气体的诊断较为敏感。对反复发作的气胸、慢性气胸者观察肺边缘是否有造成气胸的病变,如肺大疱、胸膜带状粘连,肺被牵拉、裂口不易闭合等。气胸基本表现为胸膜腔内出现极低密度的气体影,伴有肺组织不同程度的压缩萎缩改变。

③胸膜腔造影:此方法可以明了胸膜表面的情况,易于明确气胸的病因。当肺压缩面积在30%～40%时行造影为宜,肺大疱表现为肺叶轮廓之内单个或多个囊状低密度影;胸膜裂口表现为冒泡喷雾现象,特别是当患者咳嗽时,由于肺内压增高,此征象更为明显。

(4)胸腔镜检查

可以较容易地发现气胸的病因,操作灵活,可达叶间裂、肺尖、肺门,几乎没有盲区,观察脏层胸膜有无裂口、胸膜下有无肺大疱及胸腔内有无粘连带。

5.2.1.4 诊断

根据临床表现结合 X 线和 CT 检查诊断不难。

5.2.1.5 鉴别诊断

(1)肺大疱

多次反复发作的气胸,由于胸内有粘连,气胸易形成局限性包裹,此时在 X 线胸片上易与张力性肺大疱相混淆。气胸往往有突然发作的病史,而张力性肺大疱则是长时间反复胸闷,X 线胸像上张力性肺大疱在胸壁边缘尤其是肋膈角处可见到纤细的肺大疱边缘线。气胸和张力性肺大疱的鉴别很重要,把张力性肺大疱误诊为气胸而放置胸腔引流管很容易引起严重的病理生理改变。

(2)支气管断裂

应当说支气管断裂是造成外伤性张力性气胸的原因之一。支气管断裂往往有胸部的外伤史,外伤的特点是加速运动过程中突然停止的过程,支气管断裂引起的张力性气胸,胸腔引流管常有持续性逸气,在 X 线胸像上可见到"肺下垂征",即萎陷的肺上缘低于肺门水平,而一般原因引起的气胸,肺萎陷是朝向肺门的。

(3)急性肺栓塞

在临床上可有呼吸困难等症状,同时常伴有低热、咯血、休克、白细胞数增高等,一般多有下肢反复发作的静脉血栓形成史或长期卧床史,X 线胸像无气胸征象。

(4)其他胸痛、呼吸困难等症状

在临床上应与支气管哮喘、阻塞性肺气肿、心肌梗死、胸膜炎、急腹症等鉴别。

5.2.1.6 治疗

闭合性气胸积气量少于该侧胸腔容积的20%时,不一定需抽气,一般在2周内可自行吸收。大量气胸须进行胸膜腔穿刺,抽尽积气,或行闭式胸腔引流术,以减轻积气对肺和纵隔的压迫,促进肺尽早膨胀,同时应用抗生素预防感染。

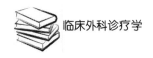

5.2.2 脓胸

病菌侵入胸膜腔,产生脓性渗出液积聚于胸膜腔内的化脓性感染,称为脓胸。脓胸根据病程长短可分为急性和慢性;按照致病菌则可分为化脓性、结核性和特殊病原性脓胸;按照波及的范围又可分为全脓胸和局限性脓胸。

5.2.2.1 病因

胸膜腔的化脓性感染所造成的胸膜腔的积脓。病原菌可以通过以下途径进入胸膜腔:

肺部炎症,特别是靠近脏层胸膜的肺炎可直接扩散到胸膜腔。

肺脓肿或结核空洞直接破溃到胸膜腔。

胸壁、肺或食管的外伤。

纵隔感染扩散到胸膜腔,如食管自发性破裂或穿孔。

膈下脓肿通过淋巴管扩散至胸膜腔。

菌血症或脓毒血症的致病菌经血液循环进入胸膜腔。

医源性感染,如胸腔穿刺或手术造成污染引起脓胸。

在抗生素问世之前,肺炎双球菌、链球菌、葡萄球菌是脓胸的主要致病菌,现在较为多见的致病菌为葡萄球菌和某些革兰氏阴性杆菌,如克雷白杆菌、大肠杆菌、绿脓杆菌等,也可为结核菌、阿米巴原虫和放线菌等特殊病原微生物感染。

5.2.2.2 临床表现

(1)病史与症状

脓胸继发于肺部感染时,通常都有急性肺炎的病史,当肺炎引起的发热等症状逐渐好转后,患者再次出现高热、胸痛、大汗、胃食欲缺乏和咳嗽加剧等症状;如果为肺脓肿破溃引起的急性脓胸病例常有突发性的剧烈胸痛、高热和呼吸困难,有时还有发绀和休克症状。如发生支气管 – 胸膜瘘时突然咳大量脓痰,有时有血性痰。

慢性脓胸为急性脓胸经历 6～8 周未能及时治愈转入慢性期,由于较厚的纤维板形成,脓液中的毒素吸收减少,临床上急性中毒症状较轻,主要为慢性中毒症状和长期慢性消耗造成的低热、乏力、消瘦、贫血、低蛋白等,并有慢性咳嗽、咳痰、气短和胸痛,活动时呼吸困难。

(2)体征

脓胸急性期患者呈急性面容,有时不能平卧,患侧呼吸运动减弱,叩诊浊实,听诊呼吸音明显降低或消失。

脓胸慢性期患侧胸廓塌陷,呼吸运动减弱,脊柱向患侧侧弯,气管和纵隔移向患侧,叩诊呈浊音或实音,听诊呼吸音明显降低或消失。如果合并支气管胸膜瘘,当患者健侧卧位时可出现呛咳加重。病程长久患者可有杵状指(趾)。

5.2.2.3 检查

(1)血液化验

白细胞计数增高,中性粒细胞比例增多,核左移,可见中毒颗粒,慢性期有贫血,血红蛋白和白蛋白降低。

(2)胸腔穿刺液化验

早期渗出液,继而脓性,部分有臭味,白细胞计数达$(10 \sim 15) \times 10^9/L$,以中性粒细胞为主;蛋白质含量$>3g/dl$,葡萄糖$<20mg/dl$,涂片染色镜检可找到致病菌,进行培养可确定致病菌,药敏试验用于指导治疗。

(3)胸部X线检查

早期X线同一般胸腔积液征或包裹性胸腔积液相像,合并有支气管-胸膜瘘时有气液平。慢性期胸膜粘连,患侧胸容积缩小,肋间隙变窄,纵隔移位等。

(4)肺功能检查

慢性期为限制性通气功能障碍,肺活量减低。

(5)痰色检查

疑有支气管-胸膜瘘时,可于胸腔内注入1%亚甲蓝$2 \sim 5ml$后观察咳出痰之颜色,以助诊断。

5.2.2.4 诊断

根据症状、体征、X线表现,特别是胸穿结果,均能明确诊断。

5.2.2.5 治疗

急性脓胸的治疗原则为抗感染、排净脓液促进肺复张以消灭脓腔、全身给以一般治疗。

(1)一般治疗

应加强营养、补充血浆或白蛋白、维持水、电解质和酸碱平衡及对症处理。

(2)抗菌药物治疗

根据胸腔液或血培养结果和药敏试验结果,选择有效的抗菌药物,一般采用联合、足量、静脉内全身给予。特殊菌种如结核菌、真菌、放线菌等应给予有效的抗结核方案和抗真菌治疗。

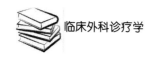

（3）脓胸的局部处理

① 及早穿刺排脓、消灭脓腔是控制感染的关键。每次抽净脓液后用生理盐水灌洗，然后向胸腔内注入抗生素，如庆大霉素，溶于 10～15ml 生理盐水中使用，或其他对细菌敏感的抗菌药物。开始每日或间日 1 次，以后视病情而定。

② 如穿刺引流脓液不佳，病情进展，毒血症明显者，或合并支气管胸膜瘘或食管胸膜瘘的脓胸或脓气胸，可在在局麻下做肋间插管或经肋床插管闭式引流排脓，灌洗和局部抗生素注入治疗，脓腔关闭后拔管。

（4）慢性脓胸的治疗

对慢性脓胸的治疗原则是改善患者全身状况，排除造成慢性脓胸的原因，闭合脓腔，消除感染。具体可包括：

① 纠正贫血与营养不良，改善全身营养状况，对贫血严重的患者可以少量多次输血。

② 改善原有胸腔引流，使引流更通畅，为以后的手术创造条件，部分患者可因此得以闭合脓腔。

③ 胸膜纤维板剥脱术：剥除壁层和脏层胸膜上的纤维板，使肺组织从纤维板的束缚中游离出来，重新扩张，不仅消除了脓腔，而且还能改善肺的通气功能，这是最理想的手术。但由于肺内有广泛病变或增厚的胸膜与肺组织粘连过紧，使胸膜纤维层常无法剥除。因此，该手术的适应证比较严格，仅适用于肺内无空洞、无活动性病灶、无广泛纤维性变、肺组织能够扩张的慢性脓胸。

④ 胸膜肺切除术：慢性脓胸合并广泛而严重的肺内病变，如空洞、器官和支气管高度狭窄或支气管扩张等，需施行胸膜全肺切除或胸膜肺叶切除术。

⑤ 胸廓成形术：目前多用改良的 Schede 手术，即仅切除壁层纤维板，骨膜下切除肋骨，保留骨膜和肋间肌、肋间神经和血管，将肋间束固定在脏层纤维板上，消除脓腔。

5.2.3　胸腺瘤

胸腺是人体重要的免疫器官，起源于胚胎时期第 3（或第 4）鳃弓内胚层，系原始前肠上皮细胞衍生物，随胚胎生长发育而附入前纵隔。起源于胸腺上皮细胞或淋巴细胞的胸腺肿瘤最为常见，占胸腺肿瘤的 95%。

5.2.3.1　临床表现

胸腺瘤的临床症状产生于对周围器官的压迫和肿瘤本身特有的症状——合并综合征。小的胸腺瘤多无症状，也不易被发现。肿瘤生长到一定体积时，常有的症状是胸痛、胸闷、咳嗽及前胸部不适。症状迁延时久,部分患者行 X 线检查或某些患者在查体胸透或摄胸片时发现纵隔肿物阴影。被忽略诊断的胸腺瘤此时常生长到相当大体积,压迫无名静脉或有上腔静脉梗阻综合征的表现。剧烈胸痛,短期内症状迅速加重,严重刺激性咳嗽,胸腔积液所致呼吸困难,心包积液引起心慌气短,周身关节骨骼疼痛,均提示恶性胸腺瘤的可能。

胸腺瘤特有的表现是合并某些综合征,如重症肌无力、单纯红细胞再生障碍性贫血、低球蛋白血症、肾炎肾病综合征、类风湿性关节炎、红斑狼疮、巨食管症等。

5.2.3.2　检查

(1)X 线检查

可以显示纵隔增宽,前纵隔肿物影像,并可了解心脏影有无增大,肺组织有无浸润。

(2)胸部 CT 或 MRI 检查

有助于了解肿瘤侵犯范围、大小和心包情况,以利于分期和制订治疗方案。

(3)病理活检

治疗前活检做组织学分类是必要的,因为纵隔肿瘤种类很多,简单方法是,用针刺做细胞学检查或特殊空针穿取组织学分类更好。必要的开胸探查取冰冻组织学检查的同时,决定可否施行手术。

5.2.3.3　诊断

X 线检查是发现及诊断纵隔肿瘤的重要方法。胸部平片正位相,胸腺瘤常表现为一侧隔增宽或突向一侧胸腔的圆形或椭圆形致密影,突向右侧多于左侧,也可见突向双侧胸腔。

胸部 CT 是先进而敏感的检查纵隔肿瘤的方法,它能准确地显示肿瘤的部位、大小、突向一侧还是双侧、肿瘤的边缘、有无周围浸润以及外科可切除性的判断。

5.2.3.4　鉴别诊断

需要与胸腺瘤鉴别的病变包括畸胎瘤和升主动脉瘤。畸胎瘤常发生在中青年,可无症状,或有反复发作的肺部感染,有时有咳出毛发或油脂样物的病史,X 线检查肿块内可有牙齿或骨骼钙化影,囊性畸胎瘤经超声波检查予以确定。

纵隔肿瘤误认为升主动脉瘤,或将升主动脉瘤误诊断为胸腺瘤均有发生。在胸部侧位相升主动脉瘤呈梭形、圆形阴影,沿自左心室,胸透可见肿块呈膨胀性搏动,听诊可闻及杂音,二维超声检查可发现升主动脉扩张,彩色多普勒检查可见湍流频谱,胸部

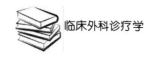

CT 像可显示升主动脉局限性瘤样扩张。诊断有困难时可行升主动脉造影。

近年来 MRI 在临床上应用逐渐增多,对于心脏大血管畸形及血管瘤的诊断有特殊的价值,是区分纵隔肿瘤与升(降)主动脉瘤敏感而有效的检查方法。

5.2.3.5 并发症

(1)重症肌无力

长期以来人们即发现重症肌无力与胸腺(或胸腺瘤)有关。重症肌无力临床上可分为 3 型,如眼睑下垂、视物长久疲劳、复视等为眼肌型;上肢伸举不能持久、步行稍远需坐下休息为躯干型;咀嚼吞咽费力,甚至呼吸肌麻痹为延髓型。临床上最危险的是肌无力危象,患者呼吸肌麻痹必须人工辅助呼吸。

目前认为重症肌无力是一自身免疫性疾病,主要因胸腺受某种刺激发生突变,多年来一直采用抗乙酰胆碱酯酶药物治疗重症肌无力,如溴吡斯的明,近年来又加用免疫抑制剂,如激素、环磷酰胺等。

(2)单纯红细胞再生障碍性贫血

与胸腺瘤并存疾病之一是单纯红细胞再生障碍性贫血。纯红再障可为原发的,原因不清,也可继发于药物、感染和肿瘤。

(3)肾病综合征肾炎

肾病综合征肾炎与胸腺瘤的关系尚不明了。肾病综合征可以是某些肿瘤,如霍奇金病全身表现的一部分。可能的解释是,胸腺瘤与肾小球肾炎的抗原抗体复合物形成交叉反应。

5.2.3.6 治疗

(1)治疗原则

胸腺瘤一经诊断即应外科手术切除。无论良性或恶性胸腺瘤都应尽早切除。切除的恶性胸腺瘤可取病理活检指导术后治疗,部分切除者术后放射治疗可缓解症状,延长患者存活时间。

(2)手术时应注意的问题

孤立无粘连的良性胸腺瘤,完整摘除无困难,手术可顺利完成,但某些复杂病例手术时要充分估计困难。恶性胸腺瘤须先探查,搞清肿瘤与周围邻近器官的关系再行解剖。胸腺瘤位于纵隔心底部,心脏与大血管交界处;恶性胸腺瘤向周围粘连浸润;肿瘤增长时邻近组织器官被推移,正常解剖关系改变;纤维结缔组织粘连增厚,使之与血管不易辨别,这些均可造成术中误伤血管而引起大出血。

5.2.3.7 预防

本病无有效预防措施,早诊断早治疗是本病的防治关键。同时应注意防止各种并发症的发生,一旦出现则应该积极治疗,防止疾病进一步发展。

5.2.4 主动脉夹层

主动脉夹层指主动脉腔内血液从主动脉内膜撕裂处进入主动脉中膜,使中膜分离,沿主动脉长轴方向扩展形成主动脉壁的真假两腔分离状态。本病少见,发病率每年每百万人口约 5～10 例,高峰年龄 50～70 岁,男:女约(2～3):1。65%～70% 在急性期死于心脏压塞、心律失常等,故早期诊断和治疗非常必要。

5.2.4.1 病因

(1)高血压和动脉硬化

主动脉夹层由于高血压动脉粥样硬化所致者占 70%～80%,高血压可使动脉壁长期处于应急状态,弹力纤维常发生囊性变性或坏死,导致夹层形成。

(2)结缔组织病

马方综合征、Ehlers – Danlos 综合征(皮肤弹性过度综合征)、Erdheim 中层坏死或 Behcet 病等。

(3)先天性心血管病

如先天性主动脉缩窄所继发的高血压或者主动脉瓣二瓣化。

(4)损伤

严重外伤可引起主动脉峡部撕裂,医源性损伤也可导致主动脉夹层。

(5)其他

妊娠、梅毒、心内膜炎、系统性红斑狼疮、多发性结节性动脉炎等。

5.2.4.2 临床表现

(1)疼痛

大多数患者突发胸背部疼痛,A 型多见在前胸和肩胛间区,B 型多在背部、腹部。疼痛剧烈难以忍受,起病后即达高峰,呈刀割或撕裂样。少数起病缓慢者疼痛可不显著。

(2)高血压

大部分患者可伴有高血压。患者因剧痛而呈休克貌,焦虑不安、大汗淋漓、面色苍白、心率加速,但血压常不低甚至增高。

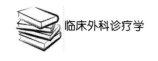

（3）心血管症状

夹层血肿累及主动脉瓣瓣环或影响瓣叶的支撑时发生主动脉瓣关闭不全,可突然在主动脉瓣区出现舒张期吹风样杂音,脉压增宽,急性主动脉瓣反流可引起心力衰竭。脉压改变,一般见于劲、肱或股动脉,一侧脉搏减弱或消失,反主动脉的分支受压迫或内膜裂片堵塞其起源。可有心包摩擦音,胸腔积液。

（4）脏器和肢体缺血表现

夹层累及内脏动脉、肢体动脉及脊髓供血时可出现相应脏器组织缺血表现,肾脏缺血、下肢缺血或截瘫等神经症状。

5.2.4.3　检查

（1）心电图

无特异改变。病变累及冠状动脉时,可出现心肌急性缺血甚至急性心肌梗死改变,但1/3 的患者心电图可正常。

（2）胸片检查

胸片见上纵隔或主动脉弓影增大,主动脉外形不规则,有局部隆起。

（3）超声心动图

诊断升主动脉夹层很有价值,且能识别心包积血、主动脉瓣关闭不全和胸腔积血等并发症。

（4）CT 检查

通过增强扫描可显示真、假腔和其大小,以及内脏动脉位置,同时还可了解假腔内血栓情况。

（5）磁共振成像

是检测主动脉夹层分离最为清楚的显像方法。被认为是诊断本病的“金标准”。

（6）主动脉造影术

选择性的造影主动脉曾被作为常规检查方法。对 B 型主动脉夹层分离的诊断较准确,但对 A 型病变诊断价值小。

（7）血管内超声

IVUS 直接从主动脉腔内观察管壁的结构,能准确识别其病理变化。对动脉夹层分离诊断的敏感性和特异性接近角100%。但同属侵入性检查,有一定危险性,不常用。

（8）血和尿检查

可有 C 反应蛋白升高,白细胞计数轻中度增高。胆红素和 LDH 轻度升高,可出现溶血性贫血和黄疸。尿中可有红细胞，甚至肉眼血尿。平滑肌的肌球蛋白重链浓度增加，可用来作为诊断主动脉夹层分离的生化指标。

5.2.4.4 诊断

急起剧烈胸痛、血压高、突发主动脉瓣关闭不全、两侧脉搏不等或触及搏动性肿块应考虑本病。胸痛常被考虑为急性心肌梗死，但心肌梗死时胸痛开始不甚剧烈，逐渐加重，或减轻后再加剧，不向胸部以下放射，伴心电图特征性变化，若有休克外貌则血压常低，也不引起两侧脉搏不等，以上各点可鉴别。

超声心动图、CT、MRI 等检查对确立主动脉夹层分离的诊断有很大帮助，对拟作手术治疗者可考虑主动脉造影或ⅣUS 检查。

5.2.4.5 分型

（1）Debakey 分型

根据破口位置及夹层累及范围，分为三型。

Ⅰ型：破口位于主动脉瓣上 5 厘米内，近端累及主动脉瓣，远端累及主动脉弓、降主动脉、腹主动脉，甚至达髂动脉。

Ⅱ型：破口位置通 Ⅰ型相同，夹层仅限于升主动脉。

Ⅲ型：破口位于左侧锁骨下动脉开口以远 2～5 厘米，向远端累及至髂动脉。

（2）Stanford 分型

根据手术的需要分为 A、B 两型。

A 型：破口位于升主动脉，适合急诊外科手术。

B 型：夹层病变局限于腹主动脉或髂动脉，可先内科治疗，再开放手术或腔内治疗。

5.2.4.6 治疗

对任何可疑或诊断为本病患者，应即住院进入监护病室（ICU）治疗。治疗分为非手术治疗及手术治疗。

（1）非手术治疗

① 镇痛疼痛严重可给予吗啡类药物止痛，并镇静、制动，密切注意神经系统、肢体脉搏、心音等变化，检测生命体征、心电图、尿量等，采用鼻导管吸氧，避免输入过多液体以免升高血压及引起肺水肿等并发症。

② 控制血压和降低心率联合应用 β 受体阻断剂和血管扩张剂，以降低血管阻力、血管壁张力和心室收缩力，减低左室 dp/dt，控制血压于 100～120 毫米汞柱。心率在

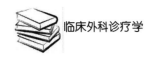

60~75次/分之间以防止病变的扩展。

③通气、补充血容量严重血流动力学不稳定患者应立刻插管通气,给予补充血容量。

(2)手术治疗

外科手术是切除内膜撕裂口,防止夹层破裂所致大出血,重建因内膜片或假腔造成的血管阻塞区域的血流。

①A型主动脉夹层为防止急性A型夹层破裂或恶化,应尽早手术治疗,慢性期患者经观察病情变化,也需手术。A型夹层需在体外循环下进行,手术的关键是找到内膜破口位置,明确夹层远端流出道情况,根据病变不同,采用不同手术方式(升主动脉置换、Bentall手术、Sun式手术等)。近几年已有学者尝试腔内治疗A型主动脉夹层。

②B型主动脉夹层血管腔内技术及支架材料不断发展,B型主动脉夹层更多的使用覆膜支架隔绝,其优点创伤小、出血少、恢复快、死亡率低,尤其适用于高龄及全身情况差无法耐受传统手术者,已成为复杂性B型主动脉夹层的标准治疗术式,也适用于部分累及主动脉弓或内脏动脉的夹层病例,与传统开放手术相比降低了围手术期并发症发生率。

5.3 肺癌

肺癌是发病率和死亡率增长最快,对人群健康和生命威胁最大的恶性肿瘤之一。近50年来许多国家都报道肺癌的发病率和死亡率均明显增高,男性肺癌发病率和死亡率均占所有恶性肿瘤的第一位,女性发病率占第二位,死亡率占第二位。肺癌的病因至今尚不完全明确,大量资料表明,长期大量吸烟与肺癌的发生有非常密切的关系。已有的研究证明:长期大量吸烟者患肺癌的概率是不吸烟者的10~20倍,开始吸烟的年龄越小,患肺癌的概率越高。此外,吸烟不仅直接影响本人的身体健康,还对周围人群的健康产生不良影响,导致被动吸烟者肺癌患病率明显增加。城市居民肺癌的发病率比农村高,这可能与城市大气污染和烟尘中含有致癌物质有关。因此应该提倡不吸烟,并加强城市环境卫生工作。

5.3.1 病因与散播转移

5.3.1.1 病因

(1)吸烟

目前认为吸烟是肺癌的最重要的高危因素,烟草中有超过3000种化学物质,其中多链芳香烃类化合物(如:苯并芘)和亚硝胺均有很强的致癌活性。多链芳香烃类化合物和亚硝胺可通过多种机制导致支气管上皮细胞DNA损伤,使得癌基因(如Ras基因)激活和抑癌基因失活,进而引起细胞的转化,最终癌变。

(2)职业和环境接触

肺癌是职业癌中最重要的一种。估约10%的肺癌患者有环境和职业接触史。现已证明以下9种职业环境致癌物增加肺癌的发生率:铝制品的副产品、砷、石棉、bis-chloromethylether、铬化合物、焦炭炉、芥子气、含镍的杂质、氯乙烯。长期接触铍、镉、硅、福尔马林等物质也会增加肺癌的发病率,空气污染,特别是工业废气均能引发肺癌。

(3)电离辐射

肺脏是对放射线较为敏感的器官。电离辐射致肺癌的最初证据来自Schneeberg-joakimov矿山的资料,该矿内空气中氡及其子体浓度高,诱发的多是支气管的小细胞癌。美国曾有报道开采放射性矿石的矿工70%～80%死于放射引起的职业性肺癌,以鳞癌为主,从开始接触到发病时间为10～45年,平均时间为25年,平均发病年龄为38岁。氡及其子体的受量积累超过120工作水平日(WLM)时发病率开始增高,而超过1800WLM则更显著增加达20～30倍。将小鼠暴露于这些矿山的气体和粉尘中,可诱发肺肿瘤。日本原子弹爆炸幸存者中患肺癌者显著增加。Beebe在对广岛原子弹爆炸幸存者终身随访时发现,距爆心小于1400m的幸存者较距爆心1400～1900m和2000m以外的幸存者,其死于肺癌者明显增加。

(4)既往肺部慢性感染

如肺结核、支气管扩张症等患者,支气管上皮在慢性感染过程中可能化生为鳞状上皮致使癌变,但较为少见。

(5)遗传等因素

家族聚集、遗传易感性以及免疫功能降低,代谢、内分泌功能失调等也可能在肺癌的发生中起重要作用。许多研究证明,遗传因素可能在对环境致癌物易感的人群和/或个体中起重要作用。

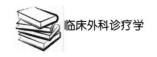

（6）大气污染

发达国家肺癌的发病率高,主要原因是由于工业和交通发达地区,石油、煤和内燃机等燃烧后和沥青公路尘埃产生的含有苯并芘致癌烃等有害物质污染大气有关。大气污染与吸烟对肺癌的发病率可能互相促进,起协同作用。

5.3.1.2 肺癌的播散转移

（1）直接扩散

靠近肺外围的肿瘤可侵犯脏层胸膜,癌细胞脱落进入胸膜腔,形成种植性转移。中央型或靠近纵隔面的肿瘤可侵犯脏壁层胸膜、胸壁组织及纵隔器官。

（2）血行转移

癌细胞随肺静脉回流到左心后,可转移到体内任何部位,常见转移部位为肝、脑、肺、骨骼系统、肾上腺、胰等器官。

（3）淋巴道转移

淋巴道转移是肺癌最常见的转移途径。癌细胞经支气管和肺血管周围的淋巴管,先侵入邻近的肺段或叶支气管周围淋巴结,然后到达肺门或隆突下淋巴结,再侵入纵隔和气管旁淋巴结,最后累及锁骨上或颈部淋巴结。

5.3.2 临床表现

肺癌的临床表现比较复杂,症状和体征的有无、轻重以及出现的早晚,取决于肿瘤发生部位、病理类型、有无转移及有无并发症,以及患者的反应程度和耐受性的差异。肺癌早期症状常较轻微,甚至可无任何不适。中央型肺癌症状出现早且重,周围型肺癌症状出现晚且较轻,甚至无症状,常在体检时被发现。肺癌的症状大致分为:局部症状、全身症状、肺外症状、浸润和转移症状。

5.3.2.1 局部症状

局部症状是指由肿瘤本身在局部生长时刺激、阻塞、浸润和压迫组织所引起的症状。

（1）咳嗽

咳嗽是最常见的症状,以咳嗽为首发症状者占35%～75%。肺癌所致的咳嗽可能与支气管黏液分泌的改变、阻塞性肺炎、胸膜侵犯、肺不张及其他胸内并发症有关。肿瘤生长于管径较大、对外来刺激较敏感的段以上支气管黏膜时,可产生类似异物样刺激引起的咳嗽,典型的表现为阵发性刺激性干咳,一般止咳药常不易控制。肿瘤生长在段以下较细小支气管黏膜时,咳嗽多不明显,甚至无咳嗽。对于吸烟或患慢支气管炎的病人,如咳嗽程度加重,次数变频,咳嗽性质改变如呈高音调金属音时,尤其在老年人,要高度警惕肺癌的可能性。

（2）痰中带血或咯血

痰中带血或咯血亦是肺癌的常见症状,以此为首发症状者约占30%。由于肿瘤组织血供丰富,质地脆,剧咳时血管破裂而致出血,咳血亦可能由肿瘤局部坏死或血管炎引起。肺癌咳血的特征为间断性或持续性、反复少量的痰中带血丝,或少量咯血,偶因较大血管破裂、大的空洞形成或肿瘤破溃入支气管与肺血管而导致难以控制的大咯血。

（3）胸痛

以胸痛为首发症状者约占25%。常表现为胸部不规则的隐痛或钝痛。大多数情况下,周围型肺癌侵犯壁层胸膜或胸壁,可引起尖锐而断续的胸膜性疼痛,若继续发展,则演变为恒定的钻痛。难以定位的轻度的胸部不适有时与中央型肺癌侵犯纵隔或累及血管、支气管周围神经有关,而恶性胸腔积液患者有25%诉胸部钝痛。持续尖锐剧烈、不易为药物所控制的胸痛,则常提示已有广泛的胸膜或胸壁侵犯。肩部或胸背部持续性疼痛提示肺叶内侧近纵隔部位有肿瘤外侵可能。

（4）胸闷、气急

约有10%的患者以此为首发症状,多见于中央型肺癌,特别是肺功能较差的病人。引起呼吸困难的原因主要包括:

① 肺癌晚期,纵隔淋巴结广泛转移,压迫气管、隆突或主支气管时,可出现气急,甚至窒息症状。

② 大量胸腔积液时压迫肺组织并使纵隔严重移位,或有心包积液时,也可出现胸闷、气急、呼吸困难,但抽液后症状可缓解。

③ 弥漫性细支气管肺泡癌和支气管播散性腺癌,使呼吸面积减少,气体弥散功能障碍,导致严重的通气/血流比值失调,引起呼吸困难逐渐加重,常伴有发绀。

④ 其他:包括阻塞性肺炎。肺不张、淋巴管炎性肺癌、肿瘤微栓塞、上气道阻塞、自发性气胸以及合并慢性肺疾病如COPD。

（5）声音嘶哑

有5%～18%的肺癌患者以声嘶为第一主诉,通常伴随有咳嗽。声嘶一般提示直接的纵隔侵犯或淋巴结长大累及同侧喉返神经而致左侧声带麻痹。声带麻痹亦可引起程度不同的上气道梗阻。

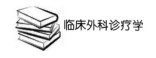

5.3.2.2 全身症状

(1)发热

以此首发症状者占20%~30%。肺癌所致的发热原因有两种,一为炎性发热,中央型肺癌肿瘤生长时,常先阻塞段或支气管开口,引起相应的肺叶或肺段阻塞性肺炎或不张而出现发热,但多在38℃左右,很少超过39℃,抗生素治疗可能奏效,阴影可能吸收,但因分泌物引流不畅,常反复发作,约1/3的患者可在短时间内反复在同一部位发生肺炎。周围型肺癌多在晚期因肿瘤压迫邻近肺组织引起炎症时而发热。二为癌性发热,多由肿瘤坏死组织被机体吸收所致,此种发热抗炎药物治疗无效,激素类或吲哚类药物有一定疗效。

(2)消瘦和恶病质

肺癌晚期由于感染、疼痛所致食欲减退,肿瘤生长和毒素引起消耗增加,以及体内TNF、Leptin等细胞因子水平增高,可引起严重的消瘦、贫血、恶病质。

5.3.2.3 肺外症状

由于肺癌所产生的某些特殊活性物质(包括激素、抗原、酶等),患者可出现一种或多种肺外症状,常可出现在其他症状之前,并且可随肿瘤的消长而消退或出现,临床上以肺源性骨关节增生症较多见。

(1)肺源性骨关节增生症

临床上主要表现为杵状指(趾),长骨远端骨膜增生,新骨形成,受累关节肿胀、疼痛和触痛。长骨以胫腓骨、肱骨和掌骨,关节以膝、踝、腕等大关节较多见。杵状指、趾发生率约29%,主要见于鳞癌;增生性骨关节病发生率1%~10%,主要见于腺癌,小细胞癌很少有此种表现。确切的病因尚不完全清楚,可能与雌激素、生长激素或神经功能有关,手术切除癌肿后可获缓解或消退,复发时又可出现。

(2)与肿瘤有关的异位激素分泌综合征

约10%患者可出现此类症状,可作为首发症状出现。另有一些患者虽无临床症状,但可检测出一种或几种血浆异位激素增高。此类症状多见于小细胞肺癌。

① 异位促肾上腺皮质激素(ACTH)分泌综合征。由于肿瘤分泌 ACTH 或类肾上腺皮质激素释放因子活性物质,使血浆皮质醇增高。临床症状与柯兴氏综合征大致相似,可有进行性肌无力、周围性水肿、高血压、糖尿病、低钾性碱中毒等,其特点为病程进展快,可出现严重的精神障碍,伴有皮肤色素沉着,而向心性肥胖、多血质、紫纹多不明显。该综合征多见于肺腺癌及小细胞肺癌。

② 异位促性腺激素分泌综合征。由于肿瘤自主性分泌 LH 及 HCG 而刺激性腺类固醇分泌所致。多表现为男性双侧或单侧乳腺发育,可发生于各种细胞类型的肺癌,以未分化癌和小细胞癌多见。偶可见阴茎异常勃起,除与激素异常分泌有关外,也可能因阴茎血管栓塞所致。

③ 异位甲状旁腺激素分泌综合征。是由于肿瘤分泌甲状旁腺激素或一种溶骨物质(多肽)所致。临床上以高血钙、低血磷为特点,症状有食欲减退、恶心、呕吐、腹痛、烦渴、体重下降、心动过速、心律不齐、烦躁不安和精神错乱等。多见于鳞癌。

④ 异位胰岛素分泌综合征。临床表现为亚急性低血糖症候群,如精神错乱、幻觉、头痛等。其原因可能与肿瘤大量消耗葡萄糖、分泌类似胰岛素活性的体液物质或分泌胰岛素释放多肽等有关。

⑤ 类癌综合征。是由于肿瘤分泌 5 - 羟色胺所致。表现为支气管痉挛性哮喘、皮肤潮红、阵发性心动过速和水样腹泻等。多见于腺癌和燕麦细胞癌。

⑥ 神经 - 肌肉综合征(Eaton - Lambert 综合征)。是因肿瘤分泌箭毒性样物质所致。表现为随意肌力减退和极易疲劳。多见于小细胞未分化癌。其他尚有周围性神经病、脊根节细胞与神经退行性变、亚急性小脑变性、皮质变性、多发性肌炎等,可出现肢端疼痛无力、眩晕、眼球震颤、共济失调、步履困难及痴呆。

⑦ 异位生长激素综合征。表现为肥大性骨关节病多见于腺癌和未分化癌。

⑧ 抗利尿激素分泌异常综合征。是由于癌组织分泌大量的 ADH 或具有抗利尿作用的多肽物质所致。其主要临床特点为低钠血症,伴有血清和细胞外液低渗透压、肾脏持续排纳、尿渗透压大于血浆渗透压(尿比重 > 1. 200)和水中毒。多见于小细胞肺癌。

(3)其他表现

① 皮肤病变:黑棘皮病和皮肤炎多见于腺癌,皮肤色素沉着是由于肿瘤分泌黑色素细胞刺激素(MSH)所致,多见于小细胞癌。其他尚有硬皮病、掌跖皮肤过度角化症等。

② 心血管系统:各种类型的肺癌均可凝血机制异常,出现游走性静脉栓塞、静脉炎和非细菌性栓塞性心内膜炎,可在肺癌确诊前数月出现。

③ 血液学系统:可有慢性贫血、紫癜、红细胞增多、类白血病样反应。可能为铁质吸收减少、红细胞生成障碍寿命缩短、毛细血管性渗血性贫血等原因所致。此外,各种细胞类型的肺癌均可出现 DIC,可能与肿瘤释放促凝血因子有关。肺鳞癌患者可伴有紫癜。

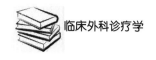

5.3.2.4　外侵和转移症状

（1）淋巴结转移

最常见的是纵隔淋巴结和锁骨上淋巴结,多在病灶同侧,少数可在对侧,多为较坚硬,单个或多个结节,有时可为首发的主诉而就诊。气管旁或隆突下淋巴结肿大可压迫气道,出现胸闷。气急甚至窒息。压迫食管可出现吞咽困难。

（2）胸膜受侵和/转移

胸膜是肺癌常见的侵犯和转移部位,包括直接侵犯和种植性转移。临床表现因有无胸腔积液及胸水的多寡而异,胸水的成因除直接侵犯和转移外,还包括淋巴结的阻塞以及伴发的阻塞性肺炎和肺不张。常见的症状有呼吸困难、咳嗽、胸闷与胸痛等,亦可完全无任何症状;查体时可见肋间饱满、肋间增宽、呼吸音减低、语颤减低、叩诊实音、纵隔移位等,胸水可为浆液性、浆液血性或血性,多数为渗出液,恶性胸水的特点为增长速度快,多呈血性。极为罕见的肺癌可发生自发性气胸,其机制为胸膜的直接侵犯和阻塞性肺气肿破裂,多见于鳞癌,预后不良。

（3）上腔静脉综合征

肿瘤直接侵犯或纵隔淋巴结转移压迫上腔静脉,或腔内的栓塞,使其狭窄或闭塞,造成血液回流障碍,出现一系列症状和体征,如头痛、颜面部浮肿、颈胸部静脉曲张、压力增高、呼吸困难、咳嗽、胸痛以及吞咽困难,亦常有弯腰时晕厥或眩晕等。前胸部和上腹部静脉可代偿性曲张,反映上腔静脉阻塞的时间和阻塞的解剖位置。上腔静脉阻塞的症状和体征与其部位有关。若一侧无名静脉阻塞,头面、颈部的血流可通过对侧无名静脉回流心脏,临床症状较轻。若上腔静脉阻塞发生在奇静脉入口以下部位,除了上述静脉扩张,尚有腹部静脉怒张,血液以此途径流入下腔静脉。若阻塞发展迅速,可出现脑水肿而有头痛、嗜睡、激惹和意识状态的改变。

（4）肾脏转移

死于肺癌的患者约35%发现有肾脏转移,亦是肺癌手术切除后1月内死亡患者的最常见转移部位。大多数肾脏转移无临床症状,有时可表现为腰痛及肾功能不全。

（5）消化道转移

肝转移可表现为食欲减退、肝区疼痛,有时伴有恶心,血清 γ – GT 常呈阳性,AKP 呈进行性增高,查体时可发现肝脏肿大、质硬、结节感。小细胞肺癌好发胰腺转移,可出现胰腺炎症状或阻塞性黄疸。各种细胞类型的肺癌都可转移到肝脏、胃肠道、肾上腺和腹膜后淋巴结,临床多无症状,常在查体时被发现。

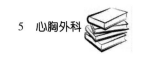

（6）骨转移

肺癌骨转移的常见部位有肋骨、椎骨、髂骨、股骨等，但以同侧肋骨和椎骨较多见，表现为局部疼痛并有定点压痛、叩痛。脊柱转移可压迫椎管导致阻塞或压迫症状。关节受累可出现关节腔积液，穿刺可能查到癌细胞。

（7）中枢神经系统症状

① 脑、脑膜和脊髓转移发生率约10%，其症状可因转移部位不同而异。常见的症状为颅内压增高表现，如头痛、恶心、呕吐以及精神状态的改变等，少见的症状有癫痫发作、脑神经受累、偏瘫、共济失调、失语和突然昏厥等。脑膜转移不如脑转移常见，常发生于小细胞肺癌患者中，其症状与脑转移相似。

② 脑病和小脑皮质变性脑病的主要表现为痴呆、精神病和器质性病变，小脑皮质变性表现为急性或亚急性肢体功能障碍，四肢行动困难、动作震颤、发音困难、眩晕等。有报道肿瘤切除后上述症状可获缓解。

（8）心脏受侵和转移

肺癌累及心脏并不少见，尤多见于中央型肺癌。肿瘤可通过直接蔓延侵及心脏，亦可以淋巴管逆行播散，阻塞心脏的引流淋巴管引起心包积液，发展较慢者可无症状，或仅有心前区、肋弓下或上腹部疼痛。发展较快者可呈典型的心包填塞症状，如心急、心悸、颈面部静脉怒张、心界扩大、心音低远、肝肿大、腹水等。

（9）周围神经系统症状

癌肿压迫或侵犯颈交感神经引起 Horner 氏综合征，其特点为病侧瞳孔缩小，上睑下垂、眼球内陷和颜面部无汗等。压迫或侵犯臂丛神经时引起臂丛神经压迫症，表现为同侧上肢烧灼样放射性疼痛、局部感觉异常和营养性萎缩。肿瘤侵犯膈神经时，可赞成膈肌麻痹，出现胸闷、气急，X 线透视下可见有膈肌矛盾运动。压迫或侵犯喉返神经时，可致声带麻痹出现声音嘶哑。肺尖部肿瘤（肺上沟瘤）侵犯颈 8 和胸 1 神经、臂丛神经、交感神经节以及邻近的肋骨，引起剧烈肩臂疼痛、感觉异常，一侧臂轻瘫或无力、肌肉萎缩，即所谓 Pancoast 综合征。

5.3.3 鉴别诊断

5.3.3.1 诊断

（1）X 线检查

通过 X 线检查可以了解肺癌的部位和大小，可能看到由于支气管阻塞引起的局部肺气肿、肺不张或病灶邻近部位的浸润性病变或肺部炎变。

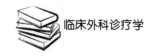

（2）支气管镜检查

通过支气管镜可直接窥察支气管内膜及管腔的病变情况。可采取肿瘤组织供病理检查，或吸取支气管分泌物做细胞学检查，以明确诊断和判定组织学类型。

（3）细胞学检查

痰细胞学检查是肺癌普查和诊断的一种简便有效的方法，原发性肺癌病人多数在痰液中可找到脱落的癌细胞。中央型肺癌痰细胞学检查的阳性率可达 70% ~ 90%，周围型肺癌痰检的阳性率则仅约 50%。

（4）剖胸探查术

肺部肿块经多种检查和短期诊断性治疗仍未能明确病变性质，肺癌的可能性又不能除外者，应作剖胸探查术。这样可避免延误病情致使肺癌患者失去早期治疗的机会。

（5）ECT 检查

ECT 骨显像可以较早地发现骨转移灶。X 线片与骨显像都有阳性发现，如病灶部成骨反应静止，代谢不活跃，则骨显像为阴性，X 线片为阳性，二者互补，可以提高诊断率。需要注意的是 ECT 骨显像诊断肺癌骨转移的假阳性率可达 20% ~ 30%，因此 ECT 骨显像阳性者需要作阳性区域骨的 MRI 扫描。

（6）纵隔镜检查

纵隔镜检查主要用于伴有纵隔淋巴结转移，不适合于外科手术治疗，而其他方法又不能获得病理诊断的病人。纵隔镜检查需在全麻下进行。在胸骨上凹部做横切口，钝性分离颈前软组织到达气管前间隙，钝性游离出气管前通道，置入观察镜缓慢通过无名动脉之后方，观察气管旁、气管支气管角及隆突下等部位的肿大淋巴结，用特制活检钳解剖剥离取得淋巴结组织送病理学检查。

原发性支气管肺癌的诊断依据包括：症状、体征、影像学表现以及痰癌细胞检查。

5.3.3.2　鉴别诊断

典型的肺癌容易识别，但在有些病例，肺癌易与以下疾病混淆：

（1）肺结核

肺结核尤其是肺结核瘤（球）应与周围型肺癌相鉴别。肺结核瘤（球）较多见于青年病人，病程较长，少见痰带血，痰中发现结核菌。影像学上多呈圆形，见于上叶尖或后段，体积较小，不超过 5cm 直径，边界光滑，密度不匀可见钙化。结核瘤（球）的周围常有散在的结核病灶称为卫星灶。周围型肺癌多见于 40 岁以上病人，痰带血较多见，痰中癌细胞阳性者达 40% ~ 50%。X 线胸片肿瘤常呈分叶状，边缘不整齐，有小毛刺影及胸膜皱缩,生长较快。在一些慢性肺结核病例,可在肺结核基础上发生肺癌,必须进一步做痰液细胞学和支气管镜检查,必要时施行剖胸探查术。

(2)肺部感染

肺部感染有时难与肺癌阻塞支气管引起的阻塞性肺炎相鉴别。但如肺炎多次发作在同一部位,则应提高警惕,应高度怀疑有肿瘤堵塞所致,应取病人痰液做细胞学检查和进行纤维光导支气管统检查,在有些病例,肺部炎症部分吸收,剩余炎症被纤维组织包裹形成结节或炎性假瘤时,很难与周围型肺癌鉴别,对可疑病例应施行剖胸探查术。

(3)肺部良性肿瘤

肺部良性肿瘤:如结构瘤、软骨瘤、纤维瘤等都较少见,但都须与周围型肺癌相鉴别,良性肿瘤病程较长,临床上大多无症状,X线摄片上常呈圆形块影,边缘整齐,没有毛刺,也不呈分叶状。支气管腺瘤是一种低度恶性的肿瘤,常发生在年轻妇女,因此临床上常有肺部感染和咯血等症状,经纤维支气管镜检查常能作出诊断。

(4)纵隔恶性淋巴瘤(淋巴肉瘤及霍奇金病)

临床上常有咳嗽、发热等症状,影像学显示纵隔影增宽,且呈分叶状,有时难以与中央型肺癌相鉴别。如果有锁骨上或腋窝下淋巴结肿大,应作活检明确诊断。淋巴肉瘤对放射治疗特别敏感,对可疑病例可试用小剂量放射治疗,可使肿块明显缩小。这种试验性治疗有助于淋巴肉瘤诊断。

5.3.4 治疗

5.3.4.1 化学治疗

化疗是肺癌的主要治疗方法,90%以上的肺癌需要接受化疗治疗。化疗对小细胞肺癌的疗效无论早期或晚期均较肯定,甚至有约1%的早期小细胞肺癌通过化疗治愈。化疗也是治疗非小细胞肺癌的主要手段,化疗治疗非小细胞肺癌的肿瘤缓解率为40%~50%。化疗一般不能治愈非小细胞肺癌,只能延长患者生存和改善生活质量。化疗分为治疗性化疗和辅助性化疗。化疗需根据肺癌组织学类型不同选用不同的化疗药物和不同的化疗方案。化疗除能杀死肿瘤细胞外,对人体正常细胞也有损害,因此化疗需要在肿瘤专科医生指导下进行。近年化疗在肺癌中的作用已不再限于不能手术的晚期肺癌患者,而常作为全身治疗列入肺癌的综合治疗方案。化疗会抑制骨髓造血系统,主要是白细胞和血小板的下降,可以应用粒细胞集落刺激因子和血小板刺激因子治疗。化疗分为治疗性化疗和辅助性化疗。

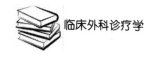

5.3.4.2 放射治疗

（1）治疗原则

放疗对小细胞肺癌疗效最佳，鳞状细胞癌次之，腺癌最差。肺癌放疗照射野应包括原发灶、淋巴结转移的纵隔区。同时要辅以药物治疗。鳞状细胞癌对射线有中等度的敏感性，病变以局部侵犯为主，转移相对较慢，故多用根治治疗。腺癌对射线敏感性差，且容易血道转移，故较少采用单纯放射治疗。放疗是一种局部治疗，常常需要联合化疗。放疗与化疗的联合可以视病人的情况不同，采取同步放化疗或交替化放疗的方法。

（2）放疗的分类

根据治疗的目的不同分为根治治疗、姑息治疗、术前新辅助放疗、术后辅助放疗及腔内放疗等。

（3）放疗的并发症

肺癌放疗的并发症包括放射性肺炎、放射性食管炎、放射性肺纤维化和放射性脊髓炎。上述放射治疗相关并发症与放疗剂量存在正相关关系，同时也存在个体差异性。

5.3.4.3 肺癌的外科治疗

外科治疗是肺癌首选和最主要的治疗方法，也是唯一能使肺癌治愈的治疗方法。外科手术治疗肺癌的目的是：完全切除肺癌原发病灶及转移淋巴结，达到临床治愈；切除肿瘤的绝大部分，为其他治疗创造有利条件，即减瘤手术。

减状手术：适合于少数病人，如难治性胸膜腔和心包积液，通过切除胸膜和心包种植结节，切除部分心包和胸膜，治愈或缓解心包和胸膜腔积液导致的临床症状，延长生命或改善生活质量。减状手术需同时作局部和全身化疗。外科手术治疗常常需在术前或术后作辅助化疗、放疗治疗，以提高外科手术的治愈率和患者的生存率。肺癌外科治疗的五年生存率为30%～44%；外科手术治疗的死亡率1%～2%。

（1）手术适应证

肺癌外科治疗主要适合于早中期（Ⅰ～Ⅱ期）肺癌、Ⅲa 期肺癌和肿瘤局限在一侧胸腔的部分选择性的Ⅲb 期肺癌。

① Ⅰ、Ⅱ期肺癌。

② Ⅲa 期非小细胞肺癌。

③ 病变局限于一侧胸腔，能完全切除的部分Ⅲb 期非小细胞肺癌。

④ Ⅲa 期及部分Ⅲb 期肺癌,经术前新辅助化疗后降期的病人。

⑤ 伴有孤立性转移(即颅内、肾上腺或肝脏)的非小细胞肺癌,如果原发肿瘤和转移瘤均适合于外科治疗,又无外科手术禁忌证,并能达到原发肿瘤和转移瘤完全切除者。

⑥ 诊断明确的非小细胞Ⅲb 期肺癌,肿瘤侵犯心包、大血管、膈肌、气管隆嵴,经各种检查排除了远处或/和微转移,病变局限,患者无生理性手术禁忌证,能够达到肿瘤受侵组织器官完全切除者。

(2)手术禁忌证

① 已有广泛转移的Ⅳ期肺癌。

② 伴有多组融合性纵隔淋巴结转移,尤其是侵袭性纵隔淋巴结转移者。

③ 伴有对侧肺门或纵隔淋巴结转移的Ⅲb 期肺癌。

④ 伴有严重内脏功能不全,不能耐受外科手术者。

⑤ 患有出血性疾病,又不能纠正者。

(3)肺癌外科手术术式的选择

手术切除的原则为:彻底切除原发灶和胸腔内有可能转移的淋巴结,且尽可能保留正常的肺组织,全肺切除术宜慎重。

① 肺楔形及局部切除术是指楔形癌块切除及部分肺段切除。主要适合于体积较小、年老体弱、肺功能差或癌分化好恶性度较低的早期肺癌。

② 肺段切除术是解剖肺段的切除术。主要适合于老年、心肺功能较差的周围型孤立性早期肺癌,或病变局限的位于肺癌根部的部分中心型肺癌。

③ 肺叶切除术适合于肺癌局限于一个肺叶内的周围型和部分中心型肺癌,中心型肺癌必须保证支气管残端无癌残留。如果肺癌累及两叶或中间支气管可行上中叶或下中叶两叶肺切除术。

④ 支气管袖状成型肺叶切除术这种术式主要适合于肺癌位于肺叶支气管或中间支气管开口的中心型肺癌。该术式的好处是即到达了肺癌的完全切除,又保留了健康的肺组织。

⑤ 支气管肺动脉袖状成型肺叶切除术种术式主要适合于肺癌位于肺叶支气管或中间支气管开口、肺癌同时侵犯肺动脉干的中心型肺癌。手术除需要进行支气管切除重建外,还需要同时进行肺动脉干的切除重建。该术式的好处是即到达了肺癌的完全切除,又保留了健康的肺组织。

⑥ 气管隆嵴切除重建术肺瘤超过主支气管累及隆突或气管侧壁但未超过2cm

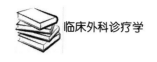

时,可作气管隆嵴切除重建术或袖式全肺切除,若还保留一叶肺叶时,应力争保留肺叶的气管隆嵴切除重建术。

⑦ 全肺切除术全肺切除术是指一侧全肺,即右侧或左侧全肺切除术,主要适合于心肺功能良好、病变较为广泛、年龄较轻,不适合于肺叶或袖式肺叶切除术的肺癌。全肺切除术的并发症发生率和死亡率均较高,患者的远期生存率和生活质量均不如肺叶切除术,故需严格把握手术适应证。

(4)复发性肺癌的外科治疗

复发性肺癌包括外科手术后局部残留癌的复发和肺部新发生的第二个原发性肺癌。对于支气管残端残留癌复发,应争取再手术,施行支气管袖状成型切除残留癌。

对于肺癌完全切除术后发生的第二个原发性肺癌,只要肺癌适合于外科治疗,病人内脏功能能耐受再手术治疗,同时也不存在外科技术上的问题,就应该考虑再施行开胸手术切除复发性肺癌。

5.3.5 预防

肺癌是可以预防的,也是可以控制的。已有的研究表明:西方发达国家通过控烟和保护环境后,近年来肺癌的发病率和死亡率已明显下降。肺癌的预防可分为三级预防,一级预防是病因干预;二级预防是肺癌的筛查和早期诊断,达到肺癌的早诊早治;三级预防为康复预防。

(1)禁止和控制吸烟

国外的研究已经证明戒烟能明显降低肺癌的发生率,且戒烟越早肺癌发病率降低越明显。因此,戒烟是预防肺癌最有效的途径。

(2)保护环境

已有的研究证明:大气污染、沉降指数、烟雾指数、苯并芘等暴露剂量与肺癌的发生率成正相关关系,保护环境、减少大气污染是降低肺癌发病率的重要措施。

(3)职业因素的预防

许多职业致癌物增加肺癌发病率已经得到公认,减少职业致癌物的暴露就能降低肺癌发病率。

(4)科学饮食

增加饮食中蔬菜、水果等可以预防肺癌。